ERFOLGREICH
LERNEN MIT ADHS

多动的孩子
也能好好学

［瑞士］斯蒂芬妮·里兹勒　　［瑞士］菲比恩·葛浩姆德◎著　　［瑞士］纳贾·施托勒◎绘　　曹颖◎译

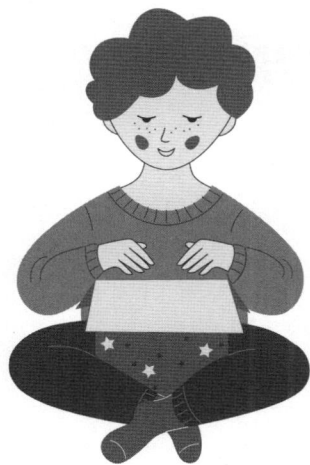

北京科学技术出版社

Original title: Erfolgreich lernen mit ADHS by Stefanie Rietzler and Fabian Grolimund

Copyright © 2016 by Hogrefe AG, www.hogrefe.com

Simplified Chinese translation copyright © 2023 Beijing Science and Technology Publishing Co., Ltd.

All rights reserved.

著作权合同登记号　图字：01-2023-1375

图书在版编目（CIP）数据

多动的孩子也能好好学 /（瑞士）斯蒂芬妮·里兹勒，（瑞士）菲比恩·葛浩姆德著；（瑞士）纳贾·施托勒绘；曹颖译. —北京：北京科学技术出版社，2023.8（2025.10重印）

ISBN 978-7-5714-3051-1

Ⅰ.①多… Ⅱ.①斯… ②菲… ③纳… ④曹… Ⅲ.①儿童多动症 – 家庭教育 Ⅳ.①R748②G78

中国国家版本馆CIP数据核字（2023）第086263号

策划编辑：郭　爽
责任编辑：蔡芸菲
责任校对：贾　荣
封面设计：昇一设计
图文制作：辰安启航
责任印制：吕　越
出 版 人：曾庆宇
出版发行：北京科学技术出版社
社　　址：北京西直门南大街 16 号
邮政编码：100035
电　　话：0086-10-66135495（总编室）
　　　　　0086-10-66113227（发行部）
网　　址：www.bkydw.cn
印　　刷：北京华联印刷有限公司
开　　本：710 mm × 1000 mm　1/16
字　　数：192 千字
印　　张：21.5
版　　次：2023 年 8 月第 1 版
印　　次：2025 年 10 月第 14 次印刷
ISBN 978-7-5714-3051-1

定　价：79.00 元

献给我最棒的父母，你们是让我备感安全的港湾。

献给亲爱的你，你是我的全世界。

斯蒂芬妮·里兹勒

献给所有想尽一切办法让多动的孩子能够好好学习的父母和老师们。

菲比恩·葛浩姆德

使用指南

亲爱的爸爸妈妈们：

作为作者，我们——斯蒂芬妮·里兹勒和菲比恩·葛浩姆德——衷心欢迎大家阅读本书。我们希望这本书能帮助有多动症行为特点的孩子更加轻松地应对学习。

本书内容相当多，不过千万别被它吓倒！你不必全部读完，可以从那些关于目前最困扰你的问题的章节开始。你也可以先阅读最想了解的两到三个章节，并尝试将其中的方法投入实践。

读者朋友们可以把本书看作是自助餐：从所介绍的策略中选择适合你和孩子的解决方案，并保留对你们有用的东西，同时总结一下你们的成功方法和经验。

当我们与多动症儿童的父母交谈时，我们经常有这样的感受：人们渴望得到一个能一次性解决所有问题的终极方法。然而很遗憾，这样的方法并不存在。

那么，受孩子多动症影响的家庭该如何应对孩子的学习问题？有些孩子和家长能敏锐地觉察到在这一过程中取得的微小的成功，并且能坚持使用那些有效的方法和治疗方式。经验表明，恰恰是这些小小的成就能让我们取得长足的进步。

作为父母，你比任何人都更了解你的孩子。我们希望这本书能够帮助你发挥这方面的优势，更好地了解自己的孩子，并针对孩子在学习和完成家庭作业方面的问题，制订出适合你们的解决方案。

和我们一起在书中寻宝吧！你越是能以开放的心态接受那些貌似"非常规"的解决方案，越是敢于尝试并坚持那些有益的方法，你和孩子的日常生活就会变得越轻松；你越是关注孩子身上那些不容易被发现的优点，越能注意到孩子哪怕是极其微小的进步，你和孩子就会越早取得成功。

本书中的经验来自我们在实践中获得的真实案例。为保护个人隐私，我们将案例中所涉及的姓名和年龄等个人信息进行了处理。

祝愿你和你的孩子能有一个尽量轻松和成功的学习体验。好了，让我们开始吧！很高兴你们来加入我们！

斯蒂芬妮·里兹勒和菲比恩·葛浩姆德

目录
CONTENTS
CONTENTS

① 多动的孩子为什么学习不好

众所周知，受多动症影响的儿童在学校并不好过。原因是什么呢？看了本章你就能找到答案。在接下来的几章中你会了解到一些能为孩子提供帮助的不同方法。

1.1 学校里的压力

多动症一般指注意缺陷与多动障碍。受多动症影响的儿童与其他儿童的区别在于他们感知自己以及世界的行为方式不同。这些差异尤其体现在注意力集中困难、多动和冲动等方面。根据症状的强烈程度，美国精神医学学会在2015年出版的《精神障碍诊断与统计手册》，即DSM-5分类体系中，将多动症分为三种类型：

- 以多动、冲动为主的表现类型；

－以注意力集中困难为主的表现类型；

－混合表现类型（有时也被称为组合型）。

然而，很多研究多动症的书籍主要集中在"注意力集中困难"这一类型上，干脆直接省略了"多动和冲动"这一重要表现。

无论你的孩子是喜欢安静地坐着开小差还是精力充沛地上蹿下跳，在这本书中你都能找到针对三种类型的卓有成效的辅导方法和沟通建议。

1.2　注意力集中困难："请集中注意力！"

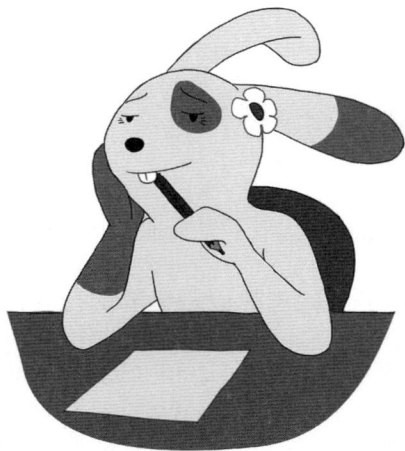

与其他儿童相比，喜欢开小差的儿童更加无法有意识地将注意力集中在某项任务上。他们似乎经常不认真听讲，看起来心不在焉，难

以认真完成任何有难度的任务。他们很健忘，经常丢东西，并且很容易分心。

注意力集中困难的问题主要发生在孩子被迫参与一项别人要求他们完成的任务时。如果孩子参与的是自己选择的任务，注意力集中困难的问题就会减轻；如果他们能够参与自己喜欢的话题，有些孩子甚至会高度集中自己的注意力，会完全沉浸在书籍、乐高积木或是他们的绘画作业中，此时他们看不见也听不到其他任何事物或响动。

因此在这个意义上，我们认为说他们有注意力上的缺陷是错误的，应该说这些孩子有注意力控制缺陷。他们不太能随心所欲地控制自己的注意力，任何他们感兴趣的事物都会牢牢地抓住他们的注意力。

父母总是觉得自己必须要不断地从外部引导孩子的注意力，例如，父母们会说：

- "我们现在能继续吗？"

- "别总看窗外了，赶紧接着写！"

- "快练琴！"

- "你在听我说吗？"

- "现在别干这个，它不重要！"

在学校里，老师希望孩子做的那些事情，恰恰是令注意力不集中的孩子备感困难的任务，例如：

- 长期专注于单一的某项任务，即使它很无聊也不能分心；

- 认真听讲，记住该做什么并完成它们；

- 保管好学习材料；

- 计划好并完成家庭作业；

- 老师要求孩子立即将注意力转移到一个新的事物上。

其实多动症患者是可以全身心地参与某项活动的，很多幼时患有多动症的成人在职业生涯中甚至都得益于这种全身心投入一件事的能力。一旦他们找到与兴趣相一致的工作时，他们中的一些人会取得极其优异的成绩。我们可以帮助孩子把这种全身心专注的能力有意识地运用到在校的学习中，但我们也需要耐心，因为这样做往往需要时间。

因此，本书将在多个章节中探讨以下几个问题：

- 如何调整学习和家庭作业，使其适应孩子的需要？

- 如何提高孩子的注意力和记忆能力？

- 如何才能提高孩子的学习积极性，使其更好地参与到学习中来？

- 哪些学习策略能让孩子将注意力放到学习资料上，并将自己的优点发挥到学习上来？

如果你的孩子喜欢开小差，那么关于注意力、学习策略、积极性和健忘的章节将对你很有帮助。在这种情况下，你最好从第4章"我的孩子不能集中精力，总是磨磨蹭蹭"开始阅读。

1.3　多动："别再折腾了！"

多动的孩子似乎一直处在一种烦躁的状态中。他们在椅子上滑上滑下、手脚乱动，长时间坐着不动对他们来说是一种折磨。有时，他们想活动的渴望如此巨大，以至于在上课的时候都会站起身走来走去，还会做鬼脸，烦躁不安地扭动或是用手敲来敲去。

我们在孩子玩耍的状态下也能观察到这种多动行为。一些孩子很难安静地玩耍或参与某项活动：有些孩子可能喜欢爬到高处或是钻来钻去，就是不好好走路；有些孩子会不分场合地四处乱跑……多动往往还表现为孩子会没完没了地快速地说话。

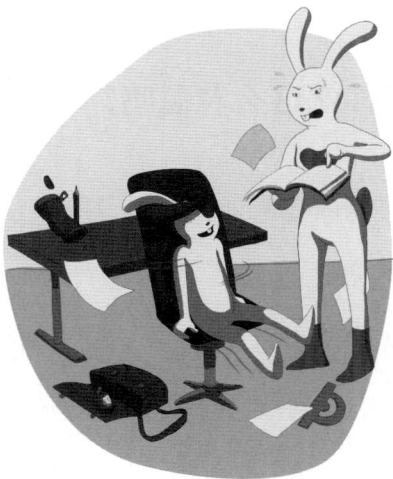

作为父母，你可能经常说这样的话：

- "现在坐下来，安静点！"
- "你为什么总是晃腿？我要疯了！"
- "快下来吧，太危险了。"
- "吃完饭之前都要坐在餐桌旁边。"
- "深吸一口气，然后再慢慢地说（发生什么事情了）。"

对任何一个有如此强烈的活动欲望的孩子而言，在学校静坐数小时都是一种折磨。多动的孩子让我们了解到：孩子天生就需要活动。

如果你孩子的主要表现是不安和躁动，最好也从第4章"我的孩子不能集中精力，总是磨磨蹭蹭"开始，并尝试其中"在运动中学习"的建议。

1.4　冲动："你就这么着急吗？！"

冲动是指无法抑制内心强烈的情感。冲动的人总是凭本能做出反应，不考虑后果。

冲动的孩子是无法等待的，他们必须马上拥有或去做他们想要的一切事情。即使还没有轮到他们回答问题，他们还是会脱口而出地说出答案，或是在比赛中抢球，又或是打断别人的谈话等。

冲动也体现在情绪管理中：孩子越是冲动，在情绪激动时就越难以理智地行事。他们会在生气时马上爆发怒气，受挫时砸坏玩具，遇到困难时立即绝望地放弃。

这样一来，他们在社交生活中就会遇到很多困难，因为这些孩子很难准确判断出他人的需求并采取相应的行动。他们经常表现得没有边界感，比如不经询问就拿走别人的玩具，或者冲进正在进行的游戏之中，而且无法注意到自己的行为严重打扰了别人。

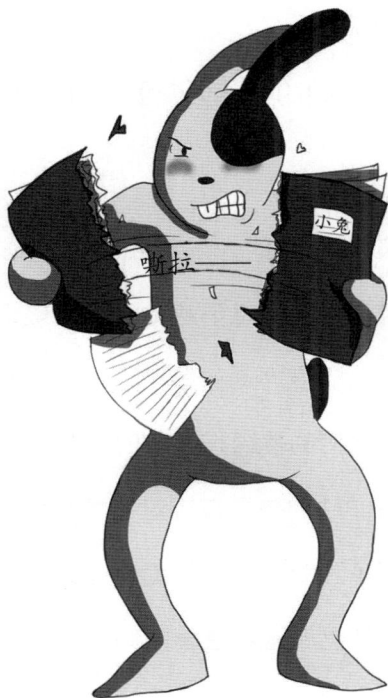

作为父母你可能经常会说：

- "所以你就这么着急吗？"
- "你就这样把球从其他人手中抢过来是不对的。如果他们一会儿不和你一起玩儿了，你也别觉得惊讶。"
- "现在你得等着，还没轮到你！"
- "把这个东西放回去，它不是你的！"
- "我马上就去看！把手从我的脸上拿开！"
- "让我静一静！"
- "我说过了不能给你买这个东西，听清楚了吗？别闹了！"

……

冲动的行为很难被周围的人理解和接受。很多父母对孩子如此不计后果地行事并且似乎无法从消极的后果中吸取教训而感到不可思议。与其他孩子相比，极度冲动的孩子显得很不成熟，他们违反了重要的社会规则，并且他们的暴躁行为有时会吓到一些胆小的孩子。

我们发现，很多冲动的孩子在应对挫折方面有很大困难；同时，他们又有着强烈的竞争意识；在写家庭作业时更容易与父母产生激烈的冲突；并且有高估自己和喜欢炫耀的倾向。

如果这些方面让你感到苦恼，那么你最好从第3章"我们经常为家庭作业争吵和流泪"开始阅读。你可能也会对第8章"我的孩子受不了失败，很快就放弃了"和第9章"我的孩子总是高估自己，嫉妒别人的成绩"感兴趣。

1.5 真的有"多动症"这种病吗？

我们一次又一次地被问及多动症是否真的存在。例如，多年来，互联网上一直流传着"临终忏悔"的故事。据说，精神病学家莱昂·艾森伯格（Leon Eisenberg）向科学记者约尔格·布莱锡（Jörg Blech）坦白道，多动症是一个"捏造出的疾病的典型例子"（Hoffmann & Schmelcher，2012）。

正如我们上文所述，多动症的诊断是基于症状做出的，而症状实际上只是对某些行为的描述。在听到描述的时候，我们并不能断定这些行为是否存在。我们只能提出这样的问题：做出的诊断是否对相关的父母及儿童有所帮助，以及是否有必要将其纳入疾病分类体系。

我们明天就算把多动症的诊断从疾病分类体系中删除，并决定不再使用"多动症"这个概念，那些冲动、多动、注意力不集中的孩子也依然存在，并且仍然因为在学校里感到无所适从或无法与其他孩子正常相处而饱受痛苦。

同时，基于我们与相关儿童及其父母打交道的经验，我们也认为，如果没有多动症患者的存在，那么这个世界将会有所缺憾。

因此，我们更倾向于将多动症看作是一种值得关注的情况，这会鼓励人们认识到多动症患者身上的优点，并对多动症进行科学的研究。

多动症是一个连续渐变概念

诊断人员做出诊断必须依据一定的标准，从而确定患者是否患有以及患有哪种类型的多动症。因此，即使患者的症状表现有轻有重，诊断人员都必须给出一个"是"或"不是"的绝对性诊断。

做出这种"是"或"不是"的诊断是受一些人为因素影响的。我们应该认识到，类似注意力集中问题、多动、冲动等特征形成的实际上是一个连续渐变概念。"连续渐变"是指持续的、有规律的、逐渐的变化。这个概念的一端是在发育初期就能很好地集中注意力，并且能有意识地在较长时间内保持注意力的孩子；另一端则是在这方面有着极大困难的孩子。

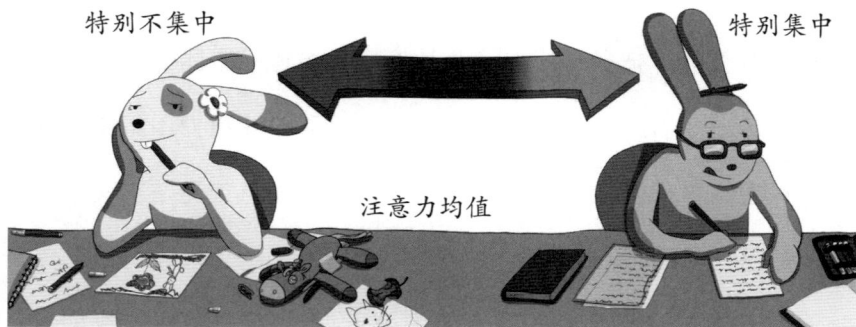

特别不集中   特别集中

注意力均值

在上图中，分类体系根据某些标准，例如正态分布定理，设定了一个临界值：正是从某一突出特征开始，一种行为就被认为偏离了正常轨道，从而需要进行干预，并由相关的专家委员会制定诊断的标准。

多动症

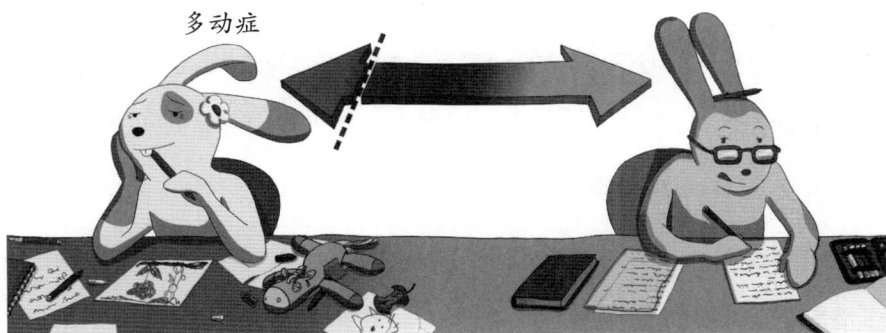

我们来看看按照DSM-5分类体系（美国精神医学学会2015年出版）列出的一些注意力不集中的表现：

• 经常不注意细节，或者在写作业、考试或其他活动中粗心犯错；

• 在写作业或做游戏的过程中常常难以长时间保持注意力集中；

• 与别人进行交谈时经常看上去心不在焉。

在对某个孩子做出多动症诊断时必须满足以下条件：在过去6个月中，这个孩子必须至少有6个此类注意力集中困难、多动、冲动等症状单独或同时持续存在，并且其程度已损害其身心发育（美国精神医学学会2015年出版）。

如同很多心理健康领域的诊断一样，根据上文所述的特征对儿童做出多动症诊断存在着很多不确定性。大家可能会问：为什么偏偏是6个症状，而不是5个或7个？为什么是6个月而不是2年？什么是"损害身心发育"？一个孩子不认真听课的频率多高才能符合这个标准？孩子在这个老师上课时与另一个老师上课时的表现不一样，我们该如何判定？

此外，还存在着另一个让医学工作者难以做出诊断的因素：迄今为止并没有一个公认的、标准化的、规范化的"多动症测试"。很多情况下的诊断是医生综合了各个不同方面的情况得出的，包括测试（智力测试、注意力测试）、对父母和教师的询问、行为观察、父母关于孩子发育情况的描述（病史），以及相关专科医生的专业意见等。其中，专科医生的证明可以排除孩子的身体原因（如听力和视力问题、甲状腺功能紊乱等）造成行为异常的可能性。在诊断评估结束时，诊断人员必须根据收集到的信息做出判断：应该将这个孩子放置在上述连续渐变轴中的哪个位置，以及这个孩子是否已经达到了多动症诊断的标准。

我们认为有必要向读者说清楚"多动症实际上是一个连续渐变概念"这一点。因为通过这个概念，父母就会清楚地了解到自己的孩子仍然有机会向渐变轴的某个方向发展。需要知道的是，无论孩子现在处于哪个位置，他们都有进步的空间，都不应该轻言放弃，这值得我们一起努力。

有趣的科学知识

被诊断为多动症的概率与儿童的入学时间有关

随着年龄的增长，儿童的自控能力也会增强，也就是说他们的注意力集中能力会不断提高，而冲动和多动的欲望也会随之减弱。

正如上文所述，诊断的依据是这些症状呈现的特征是否与儿童的发育阶段相适应。通常父母、老师、心理学家或精神病学家会把这些儿童与他们的同学进行比较。因此，毫无意外，最近的研究表明：儿童的入学年龄在很大程度上决定了他们是否会被诊断为多动症（Elder, 2010; Evans et al, 2010; Morrow et al, 2012; Wuppermann et al, 2015）。

在慕尼黑大学进行的一项大规模研究中（Wuppermann et al, 2015），研究人员分析了一些4~14岁儿童的医疗数据，发现与入学较晚的儿童相比，那些入学时年龄很小的儿童（例如生日就在入学截止日期的前一个月）被诊断为多动症的概率要高一个百分点。

这一结果与其他国家的研究结果相一致。密歇根州立大学的研究人员（Elder, 2010）在连续九年的时间里对家长和教师进行了问卷调查和电话访谈，访问了18000多名儿童的具体情况，以了解他们是否存在值得注意的行为问题或者是否被诊断为多动症。结果显示，班级中年龄较小的儿童被诊断为多动症的可能性明显高于那些年龄较大的同学：那些生日就在入学截止日期之前一个月的班上年龄最小的儿童，他们中有8.4%被诊断为多动症；而那些生日在入学截止日期之后一个月的儿童中，这一比例仅为5.1%。加拿大的一项研究（Morrow et al，2012）也得出了类似的结论。研究人员收集了近100万名6~12岁儿童在11年间的数据。研究结果显示：生日在入学截止日期之前一个月的男生，即入学年龄很小的男生，与生日在入学截止日期之后一个月的男生相比，被诊断为多动症的可能性高出30%；而在女生中这一可能性甚至要高出70%。

我们的结论是：对于有些孩子来说，额外的"成长时间"是非常宝贵的，例如在幼儿园多待一年或者是重修一年级。尤其是当父母发现孩子在幼儿园阶段有以下值得注意的表现时——孩子在完成安静坐着、做一个耗时较长的手工作业、学习系鞋带等任务时，以及在交朋友等社会交往方面，明显比其他孩子更加困难，并且很容易哭闹或反应激烈——更应该牢记：揠苗助长，欲速则不达。

为什么多动症好像越来越常见了

媒体经常谈及多动症的流行。多动症是否是一个"时髦"的诊断？过去也有多动症吗？还是说它是我们这个时代的产物？

现如今有大量的研究表明，注意力集中困难、多动、冲动等天性在一定程度上是会遗传的（详细内容参见本书附录"对多动症的科学认识"）。至于某些天性是否会成为一个"问题"，则取决于他人的期望。

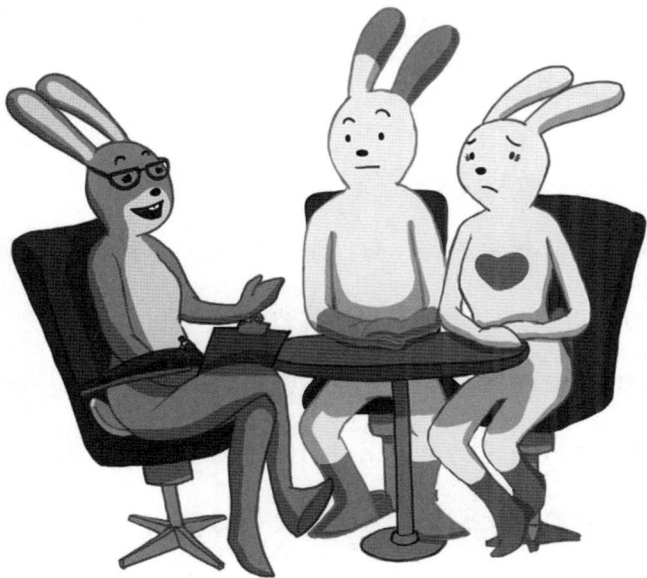

患有多动症的孩子能听到、看到周围的一切。与多动的孩子在森林中散步将会非常有趣：他们能听到每一只小鸟的歌唱、注意到每一

只甲壳虫的活动。正如我们今天所说：他们极易分心。猎人这一在世界上存在了数百万年的职业，正是得益于这种天性。

孩子多动的天性也是如此。然而当别人要求他们将注意力集中在某项任务上时，这种对外界刺激的敏感性将会成为一个缺点。在并不久远的过去，人们从事的大多是体力劳动。对于农民或手工业者来说，拥有强烈的活动欲望是有益无害的。然而，如果一个人在一天中的大部分时间都不得不安静坐好，主要解决理论问题的话，那么这种想要活动的欲望就会给他造成麻烦。

在过去的几十年里，教育发生了一些变化，导致受多动症影响的孩子面临更多的困境：

- 在学校的时间更长了；
- 现代的教学形式，如：讲习班课程、小组讨论等，会使极易分心的孩子更难集中注意力；
- 现代教科书的设计往往是色彩斑斓、丰富多样的，这会让那些本就注意力集中困难的孩子更加容易分心；
- 上学路程变长、交通状况更加复杂和城市化的日益发展使得孩子无法获得足够的玩耍时间和运动空间；
- 在组织和计划方面社会对孩子提出了更高的要求（例如每周做计划），使越来越多受多动症影响的孩子不堪重负；

• 不固定的兼职教师和科任教师使得建立稳定的师生关系更加困难，父母期待的适应能力超出了这些孩子的能力范围，孩子不得不一次又一次地适应新老师；

• 学习内容的增加导致记忆困难的孩子难以进行长期记忆或是灵活运用最基础的知识；

• 新媒体提供了大量的信息，并通过电子邮件、短信、视频等各种形式不断形成干扰，使孩子更难集中注意力。

最终，这会导致以实践为主要手段的学习方式不再受到人们的重视，而这种方式恰恰是很多受多动症影响的孩子更乐于接受的。

如今，没有高学历却想在公司里谋求高位变得越来越难，越来越多的职业要求从业者拥有高中文凭，甚至是大学学位，而非丰富的实践经验。教育变得愈加注重脑力并且愈加片面，越来越长的学校教育时间让孩子逐渐脱离了实践。最近看到的一篇助产士的文章让我［作者菲比恩·葛浩姆德（Fabian Grolimund）］又一次清楚地认识到了这一点。这位助产士讲述称，"助产士"这一职业在她的家族中已经传承了四代，她祖母在学校里的职业培训只有一年，她母亲的校内培训花了两年时间，她自己的校内培训长达三年，而她的女儿则在学校里花了四年时间。

让我们再次回顾一下，多动症是一个连续渐变概念：

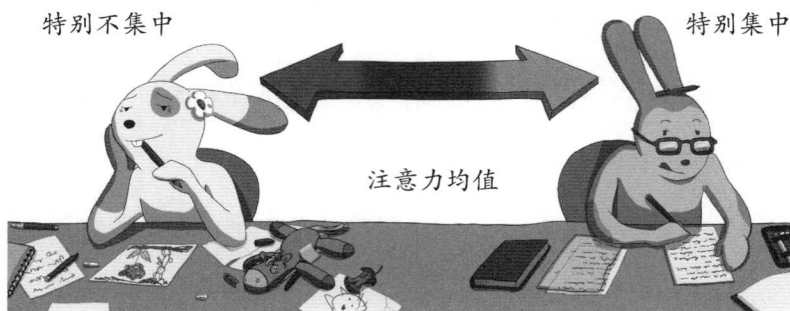

特别不集中　　　　　　　　　　　　　　　　　特别集中

注意力均值

今天，我们的生活环境让我们越来越容易分心，精力越来越分散。同时，我们又被越来越频繁地要求能够安静地坐下来，有意识地集中注意力，控制自己持续参加一项脑力活动。结果就是：难以达到这些要求的人越来越多。

除了运动不足、用脑过度和数字化进程发展之外，我们的社会还出现了一个变化："睡眠已经成为社会进步的牺牲品。西方社会的时间不够用，只能在夜里把时间挤出来。"（Furger，2013）然而，睡眠不足将会导致类似多动症的症状，或使这些症状更加严重。

有趣的科学知识

多动症和睡眠

赫尔辛基的一项研究证实，睡眠时长及质量与多动症症状之间存在着一定的关系（Paavonen et al，2009）：平均每晚睡眠时间少于7.7小时的7~8岁儿童与平均每晚睡眠时间在7.7至9.4小时之间的儿童相比，他们在白天更易多动和冲动。研究人员还发现，儿童的一些睡眠问题，如入睡困难、频繁夜醒等，也与儿童比较严重的多动、冲动和注意力集中困难有关。睡眠问题是否会导致多动症症状的加剧，或者相应的行为问题是否会影响儿童的睡眠，目前尚无定论，当然也存在着两者相互影响的可能。

一些更加有说服力的实验性研究也都证实了睡眠不足会加剧学习成绩下降和注意力集中困难等问题（Fallone et al, 2001; 2005）。通宵之后，大脑中的前额叶皮质活动会减少，而研究者们认为恰恰是大脑的前额叶皮质在很大程度上影响着多动症症状的表现（Wu et al, 2006）。

总而言之，研究明确表明：疲劳困倦会使人们更难集中注意力，更易犯粗心大意的错误，而且会变得记忆力差、遇事犹豫不决，与以往相比也更难抵挡住诱惑（Durmer & Dinges, 2005; 美国精神医学学会, 2015）。因此，父母们需要注意，那些已经出现多动症症状的孩子需要获得足够的睡眠。可惜事实恰恰相反：根据调查，多动症患者经常要与睡眠问题做斗争（Hvolby, 2015）。

白天进行充足的运动、晚上调暗灯光、避免在睡前使用电子屏幕等都有助于睡眠（Cain & Gradisar, 2010；Gooley et al, 2011；Jolin & Weller, 2011；Lely et al, 2015；Nely et al, 2015；Nixon et al, 2009）。此外，进行"睡眠仪式"，如听故事、翻看小说、泡澡或躺在床上回想一天的经历等方法也有助于入睡。

如果孩子仍然有入睡困难、频繁夜醒或日间嗜睡等情况，那么需要咨询儿科医生或儿童精神病学家。需要提醒的是：睡眠问题也可能是多动症药物带来的副作用。

多动症的诊断有意义吗

我们认为，与所有其他疾病的诊断一样，多动症的诊断既具有优点，也存在缺点。

诊断的优点

分类系统能够将类似的病症归为一类，这有利于对其进行更为深入的研究。因为对症状的统一表述能够确保世界各地的研究人员互相交流研究成果，并且能够利用收集到的信息为患者提供帮助。

如果世界上某位研究人员能够证明注意力集中困难、多动和冲动的儿童能够从课堂短暂的肢体活动中受益，那么他就能将这一结论以研究报告的形式公开发表。这样，其他科学家及研究人员就能够通过"多动症""学习"等关键词搜索出这项研究结论，并将其传达给父母，或将其写进书中。如果有孩子拥有类似的多动症症状，那么他们的父母就能够在互联网或书店找到能够为孩子提供具体帮助的书籍。

此外，诊断要求我们要掌握更加明确和清晰的信息。如果一个孩子在算术课上不能集中注意力，那么为了做出诊断，了解以下内容是非常有必要的：

- 是否因为患有计算障碍而无法理解数学题目？

- 是否因为外部刺激分心而无法有意识地将注意力集中到课堂上来？

- 是否因为天赋过高而觉得课程很无聊？

- 是否因为担心和恐惧而无法集中注意力？

- 是否因为听觉障碍而无法认真听讲？

或

- 是否存在上述多种困难？

越是准确地了解出现的问题，就越能找到合适的解决方法。从这个意义上说，多动症诊断并没有损害孩子的个性，反而更有利于找到适合孩子的解决方法。

诊断还可以帮助孩子更好地了解自己，帮助他与其他受多动症影响的孩子进行深入交流。

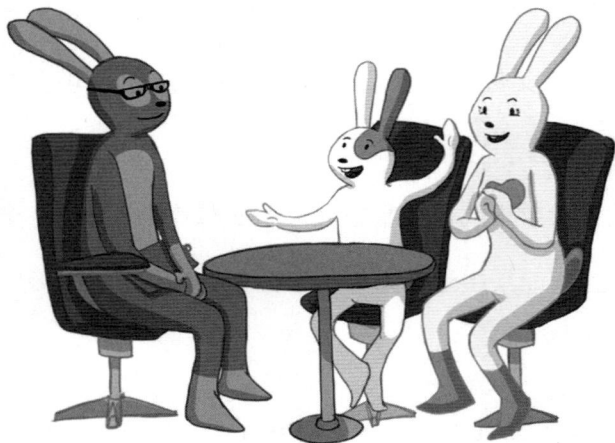

诊断的缺点

诊断可能会被作为借口或逃避的理由。父母、老师和孩子自己越相信多动症儿童"本来就是这样的"，那么诊断结果就越容易成为放弃的理由。

在这种情况下，诊断可能会导致儿童：

· 受到他人的歧视；

• 面对自己的困境感到无能为力；

• "破罐子破摔"，不积极解决问题，不相信自己有进步的可能。

理智地对待诊断

多动症诊断是否有意义，取决于人们如何对待它。若诊断能帮助父母更好地了解孩子，寻找到合适的解决方案，或得到别人的帮助，诊断就是有意义的。

② 多动症的治疗

当自己的孩子被诊断出患有多动症时，大多数父母最初都会感到无助和迷茫。通常，孩子确诊之后并没有专业人士对父母进行心理辅导来指导他们该如何处理出现的问题，以及应该采取哪些有意义的措施。

本章，我们将为大家介绍一些关于多动症治疗的主要观点和解决方法。

2.1　父母应具备的正确态度

我们时常会觉得围绕多动症话题的"战争"打得如火如荼：除了讨论多动症是否存在，以及谁该为它"负责"之外，那些"万事通"们还在宣传着将复杂问题简单化处理。大家可以从"只要"这个词辨认出他们提出的建议：

• "只要学校能更多地关注孩子，就不会有多动症了。"

• "以前人们只要惩罚孩子就行了。只要老师再严厉一些，孩子们就会更听话。"

• "只要父母能真正承担起教育孩子的责任，孩子就会表现得很好。"

• "只要我们的社会不那么看重成绩，给每个人的文凭上都盖个章，那么我们就不会有这些问题了！"

如果人们能够少一些不理智的、武断的争论，专注于对孩子有利的建议，那么也就不会有这么多的焦虑了。

应对多动症的方法有很多，不断思考调整自己的方法是很有必要的，最理想的情况就是周围的环境能接纳孩子。父母需要关注孩子的需求，以及思考如何让他们的弱点被缩小、优点被发扬。如果情况并不这么理想，孩子也可能会学习到如何进一步去适应现有环境并满足各种要求，在这一过程中他们同样会受益匪浅。因此，这又出现了另一个问题：为了改善自己的状况，孩子必须学习哪些技能，以及如何才能达到这个目标？

最后，大家要清楚并非所有的问题都能得到解决，有些问题需要我们放平心态、勇于接受现状。

2.2　常见的治疗方法

一些主流专业协会的治疗指南建议人们将不同的方法结合起来对孩子进行治疗，如父母培训、辅导、针对孩子的疗法、改变学校的日常生活，以及在严重情况下进行药物治疗等（参见英国国家健康与护理卓越研究所，2013；德国儿童和青少年精神病学和心理治疗协会，2007）。

下面，我们将详细介绍其中的一些方法。

父母培训

父母培训的目的是改善父母与孩子的沟通和互动，加强父母教养子女的能力，并让他们意识到哪些教养模式会强化孩子的多动行为。除此之外，父母培训的重点内容还有如何处理规则和边界、建立合作氛围、关注父母和子女的能力和优势，以及努力实现具体目标等。经过了科学验证的父母培训体系包括：父母效能系统训练（STEP）、父母积极教养项目（Triple P）、凯斯（Kess）教育、"父母强大孩子才强大"项目，以及戈登（Gordon）家庭教育等。此外，现在也有专门针对多动症儿童及其父母的培训计划，包括与德普夫纳（Döpfner）、许尔曼（Schürmann）、莱姆库尔（Lehmkuhl）"对有过度运动和对抗性问题行为的儿童的治疗方案（THOP）"相关的父母培训（2011年）和奥斯特-克劳斯（Aust-Claus）、克劳斯（Claus）和哈默（Hammer）"基于促智（OptiMind概念©）的注意缺陷儿童的父母培训"项目。

心理治疗

心理治疗的目标是帮助多动症儿童更好地控制自己、做好规划，从而更有能力应对外界的要求，更有意识地感知和管理情绪，建立更积极的自我形象。

学习辅导/学习治疗

学习辅导或学习治疗的目的是改善孩子在学校的境况，让孩子学会如何更好地激励自己、克服学习阻力以及有效地备考。

社会技能培训

多动症孩子通常在交友方面存在困难，经常被同龄人排斥或取笑（Bagwell et al，2001；Unnever & Cornell，2003）。

在社会技能培训中，多动症孩子将学习如何接近他人、巧妙地处理冲突，以及在困境中如何做出反应。

神经反馈

神经反馈的目的是教导孩子通过控制大脑活动来更好地集中注意力。使用这种方法时需要将电极粘在儿童头皮的不同部位来测量脑波模式。有人发明了一个与之相关的练习过程，即只要孩子能激活某种脑波就允许他看电影，如果他开小差了，就会被记录下来，影片就会停止播放。通过这种反馈，孩子将逐渐学会有针对性地控制自己的大脑活动。

学校的干预措施

学校生活对多动的孩子非常重要。如果学校的环境实在太糟糕了，那么父母就非常有必要考虑换班或转学。第11章"这样与学校合作才有效"列出了一些关键的方法。

愿意为孩子着想并根据孩子的情况调整教学的老师对孩子是极其有帮助的。如果教职人员能给相关的儿童提供特殊的照顾，例如在考试分数不理想时提供补救方法或是调整孩子的学习目标等，那将是非常有益的。这些教职人员包括科任教师、班主任、特殊教育教师和校园心理医生等。

如今，越来越多的学校获得了社工的帮助。社工主要致力于让儿童融入社会、自主处理与同学的冲突和学校霸凌，以及向孩子介绍一些重要的学习方法。

饮食治疗

关于饮食对多动症的影响的研究结论尚不明确，但越来越多的科学证据表明饮食的调整至少会使一部分受多动症影响的孩子的情况得到明显改善：不再食用某些人工色素和防腐剂并注意可能存在的食物不耐受问题似乎值得一试（Millichap & Yee，2012；Nigg & Holton，2014；Nigg et al，2012；Sonuga-Barke，2013；Stevens et al，2011；Stevenson et al，2014）。

虽然饮食治疗一直饱受争议且成本过高，但针对这种饮食法已经出现了一些特定的食谱，例如不含麸质和酪蛋白的饮食（Compart & Laake，2014）。不少研究还讨论了 ω-3脂肪酸、锌、镁和铁对改善多动症症状的积极作用（Eckert，2014；Rucklidge et al，2009；Sarris et al，2011）。这一领域的研究在未来会有什么新进展，让我们拭目以待！

运动疗法

初步研究显示，运动对多动症患者的各项身体机能都有积极的影响（Rommel et al，2013）。参加我们研讨会的父母也曾反复强调运动在纠正儿童注意力集中困难和内心焦虑不安方面的重要作用。在

第4章"我的孩子不能集中精力，总是磨磨蹭蹭"中，我们提到了一些研究成果，这些成果会指导父母如何利用运动来改善孩子的学习状况。

药物治疗

人们通常使用哌甲酯或阿托莫西汀治疗多动症，但药物治疗只有在达到以下指征时才能进行：症状强烈且复杂多样，对患者及其生活环境造成相当大的影响，并且极大限制了患者的社会心理适应能力（例如无法继续在特殊学校学习、亲子关系面临巨大压力等），以及其他治疗措施成效不足（德国儿童和青少年精神病学和心理治疗协会，2007）。有关药物治疗的作用方式参见附录"对多动症的科学认识"。

我们鼓励大家尝试不同的方法，并且要将行之有效的方法坚持下去。

③ 我们经常为家庭作业争吵和流泪

"终于放学了！"大卫撞开家门，用力把书包甩到角落里，抓起球就往外冲。母亲开始头疼起来，因为半小时后，她必须提醒他回来写作业，而这又将引发一场大吵大闹。

半小时后，大卫的母亲走进花园，跟在儿子后面，等待合适的时机。她的儿子玩得正起劲，只见他大力一脚将球踢向墙壁，非常轻松愉快。其实大卫的母亲也很愿意让他继续玩耍，但她又不得不开口："大卫，该写作业啦……"

于是气氛陡然生变。这几个字对她儿子来说就像是宣战一样。他表现得仿佛没听见一样继续玩耍，并试图无视母亲。"大卫，别玩儿了。我们说好踢半个小时足球就要写作业的……"母亲重复了好多遍后，大卫愤怒地瞪着眼朝她喊道："你能安静点吗？！烦死了！"

这样的情景大家可能很熟悉。根据布罗伊尔（Breuer）和德普夫纳（Döpfner）的一项研究（1997），57%受多动症影响的孩子的父母都认为写家庭作业是件尤为棘手的事情。写家庭作业这件事集合了所有让多动的孩子感到为难的要素：首先，家庭作业是一项外部强加给他们的任务；其次，他们必须有意识地控制自己的注意力；再次，孩子已经在学校度过了漫长的一天，回到家之后还要写家庭作业，并且要被迫安静地坐在那里集中注意力、遵守规矩，这根本不符合他们的兴趣。

那么父母该如何处理这种情况？母亲该如何鼓励大卫配合？本章，我们将介绍一些缓解冲突和改善写作业气氛的方法。

我们发现不少父母在使用这些方法后都取得了成功，而且孩子的行为在很大程度上取决于他们当时或当天的状态。因此，我们将为父母们提供多种方法，类似于一套"自助餐"，大家可以挑选自己和孩子喜欢"吃"的，留下那些让你们感觉会"过敏"的"菜式"。例如：在孩子发脾气时，或许"发牢骚"的建议会有所帮助；在孩子感到不知所措时，大家或许可以看看关于"理解"的建议……

我们鼓励大家勇敢尝试不同的方法。与其继续循规蹈矩，不如大胆创新，毕竟，一切都有成功的可能。

3.1　不要美化做作业这件事

父母总想督促孩子写作业，并且试图传达这样的信息：家庭作业挺容易的，并不像你想象的那么多、那么难，完全可以轻松完成。而这种做法恰恰会导致毫无成效的亲子争论，最终演变为争吵。

多动的孩子已经在学校度过了漫长又疲惫的一天，回家后还得继续坐在那里写家庭作业，他们的内心通常充满了逆反情绪。家庭作业在他们看来是一座不可逾越的大山，个别任务在他们看来很难、很无聊，甚至毫无意义。当然，他们也会把这些情绪表达出来：

- "作业太多了！"

- "这太难了！我不会！"

- "这道题简直没有意义，我为什么要做？"

……

你会对孩子的这些抱怨做何反应？如果你像大多数父母那样，试图改变孩子的消极看法，并对他们说：

- "快来，只剩三道题了。如果你注意力集中的话咱们只要25分钟就能写完。"

- "这个不难。你只要……"

• "你以后在……的时候会用上这个知识点的。"

那么，孩子极少会这样回答："妈妈/爸爸，你说得对。我仔细看了看，作业真的不多，而且很简单，这个知识对我日后的生活很有帮助。"相反地，他们会觉得父母根本没有理解自己，所以必须要一再强调自己的想法。他们会列举出作业的数量，解释说老师根本没有好好讲解过这些题目，还会告诉你为什么以后他们没有这些知识也会生活得很好。这时，你就陷入了亲子争论的陷阱，而争论通常是多动的孩子极为擅长的事情。孩子的消极观点会在这一过程中不断被强化，因为他们认为自己有必要为自己的观点进行辩护。

如果你接受他们的观点而不是与之对抗，孩子反而更有可能愿意写作业。你可以说出下面这些话，对他们表示理解，这样就能直接进入写作业的环节，也就没有争论的必要了：

• "你都要做哪些作业？是的，这真的不少。而且这些明天就要交对吧？来，我们看看可以怎么计划一下，帮你快点完成，这样你还有时间干点其他事情。"

• "嗯，是的，这些看起来真的很难。我现在也不知道你具体要做哪些作业。让我看看，笔记本里有相关的内容吗？哦，在这里……这是关于什么的题目？你还记得老师说过什么吗？嗯嗯，你解释得很好！你还能给我解释一下这个例题吗？没准儿这样我们就知道怎么做这些题了。"

- "没错，我知道你不喜欢数学题。那你是想快点完成这些，还是想干脆先写语文作业？"

如果我们认真对待孩子的感受，他们的抵触情绪便会有所减少。类似"我可以看一下吗？""你都要做哪些作业呀？"这些有针对性的问题和请求会比直接进入正题更容易让孩子接受。与其把作业说得很少、很容易、很美好，我们还不如承认："作业可能真的很多、很困难、会让人不愉快。尽管如此，你还是能够写完。"这种无论如何都要克服困难并完成任务的能力，将使你的孩子受益终身。

3.2　允许孩子发牢骚能提高作业效率

孩子有时会发表一些有理有据的言论来抱怨作业多、难度大，或者抱怨某位老师有多烦人。

你是否觉得自己的孩子是一位"最佳辩手"？或许"发牢骚"会让他们放松下来。当孩子开始谈论家庭作业时，你可以让他们花5~10分钟尽情地抱怨家庭作业。你可以这样说："今天你完全不想写作业，对吧？有时候发泄一下愤怒的情绪还是挺有帮助的。我觉得在开始写作业之前，你可以花5分钟时间发发牢骚。你可以抱怨，我会认真听着。"

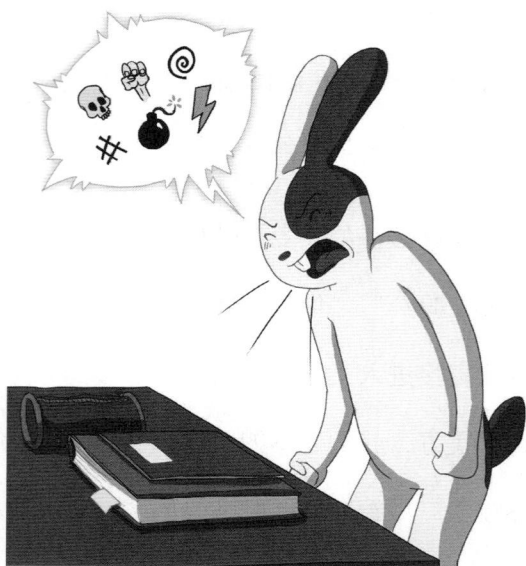

你可以听他抱怨，也可以抱怨自己的事情，例如你不想洗碗筷或是处理大量的工作邮件等。你可能会惊讶地发现，你的孩子很快就厌倦了抱怨。当然，前提是你没有说些美化家庭作业的论点来刺激他。

一位母亲对不断的亲子争论感到非常厌倦，所以她给了儿子10分钟的"抱怨时间"。她将闹钟设定好，对孩子说："好了，在开始写作业之前，你可以先好好地发牢骚！"第一天，她儿子激情洋溢地把烦人的家庭作业和"愚蠢"的老师指责了一通，但到了第三天，他就问道："妈妈，我可以提前结束抱怨时间吗？"

你可能会难以置信地摇头，并且心想：这对我的孩子绝对没用。但经验表明：如果没人反驳的话，在一个安静的房间里长时间发牢骚是相当困难的事情。大多数孩子在5~10分钟后就会筋疲力尽。

如果一段时间后孩子又开始对家庭作业有抵触情绪了，你可以问他是否还需要设定一个"抱怨时间"。通常情况下，他在几天后就会兴味索然了。这样做的优点是写家庭作业的时间和"抱怨时间"是分开的——要么写作业，要么发牢骚，两者再也不会同时进行。

3.3　别做孩子24小时的"作业服务员"

理解孩子并允许他们在"抱怨时间"里发泄愤怒是熄灭冲突的"熊熊烈火"的好办法。但如果父母想做到长期"防火"，并从根本上避免冲突，往往需要做得更多。

如果父母想心平气和地以强大的内心陪伴孩子写作业，就必须也照顾到自己的需求。

首先，你可以想想自己有哪些需求，这并不是件容易的事，因为你总是围着孩子转，忘记了关注自己。

你可以在某个安静的时刻——独处或同伴侣在一起的时候——问问自己：针对孩子的学习问题，怎样才能更好地与他配合？在什么样的前提下，即孩子做完什么事情时，我才愿意辅导作业？什么时候孩子会让我心烦？我最不能忍受孩子的哪些行为？

在一次研讨会上，家长们为自己设定了以下辅导作业的前提条件：

- "我只愿意在晚餐前辅导蒂娜做家庭作业。一天的事情已经让我筋疲力尽，晚餐后我希望能够休息一下，这段时间我要做些轻松愉快的事。"

- "我愿意辅导塞巴斯蒂安做家庭作业，不过前提是他愿意接受我的帮助。我不想每天都吵架。如果情况不妙的话，我就起身做别的事，之后再回来重新辅导。"

- "当西蒙开始和我争吵并对我恶语相向的时候，我感到忍无可忍。在这种情况下，我会离开房间，做一些让自己心情变好并且能平静下来的事情。这一整天我都不会辅导他写作业了。"

- "当莉迪亚为家庭作业发脾气并固执地拒绝完成时，我会无法忍受。这种情况下我会去我的卧室待一会儿，做个深呼吸。晚上，我会在作业本里给老师留言，告诉他：莉迪亚今天拒绝写作业，明天我将试着再和孩子沟通一次。"

请问问自己，在不让自己筋疲力尽的情况下，你能给孩子什么帮助？请为自己的需求留出空间，并让孩子知道你的需求也同样重要，并且也要得到满足。

当我们在研讨会上讨论这一点时，总会发现，对一些父母来说，让自己与孩子划清界限非常困难。当多动的孩子想要得到什么的时候，他们的情绪会变得异常激烈；再加上来自学校、老师和社会竞争的学业压力，父母在孩子学习的问题上便会更难关注自己的需求。

一位母亲讲述道："我们家规定家庭作业必须在晚餐前完成，在这之后里科就绝对不能指望我来帮助他了。不过他还是会经常在晚餐后才想起那些他特别不喜欢的作业，然后又跑来问我。这时我就会问自己：现在对我来说看电影或帮助我的孩子哪个更重要？然后等我回过神儿来，我就已经又和他坐在书桌前了，因为我不想他第二天一个人傻傻地站在老师面前接受批评。"

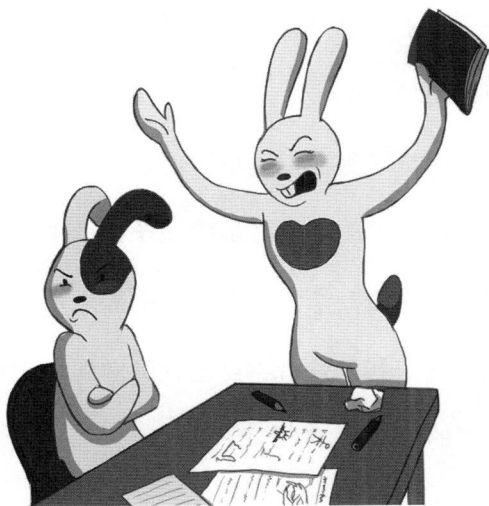

如果你问自己，孩子或一个自由愉快的夜晚哪个更重要，那么答案几乎是不言自明的——你肯定会辅导孩子而放弃看电影。对里科

的母亲来说，重要的是变换角度，问问自己："我是希望里科好好学习，同时让他明白别人也有权利满足自己的需求，还是想向他传达'所有的一切都应该围绕着他的意愿进行'这样的信息？难道只要他强烈要求，我就应该无条件服从他的意愿？"

如果你总是把自己的愿望和需求置于孩子的愿望和需求之下，那么

- 随着时间的推移，你会感到疲惫不堪；

- 你会让孩子认为自己是世界的中心；

- 你会暴跳如雷，因为孩子在肆意践踏你的需求；

- 你会突然发怒，并且过分地惩罚他；

- 你会总是希望孩子能看到自己的错误，并且当孩子没有改变时，你会感到绝望无助。

里科的母亲不断提醒自己以上这些要点，哪怕是在非常艰难的情形下，她也坚持满足自己的需求。最终孩子也渐渐理解了妈妈的情绪和需求。里科的母亲明白，学会尊重他人的需求对孩子来讲是极其重要的。同时，她也认识到，只有当自己说到做到，她的孩子才能感受到妈妈是值得信赖的。

当你想清楚了自己最看重的是什么、要考虑哪些需求，以及在不同情况下应该如何表现，你就会发现惩罚、训诫或威胁孩子是不恰当的。控制自己的行为比控制孩子的行为要容易得多。正如下面这段对

话所示，你可以既保持坚定的态度，又让孩子能够理解你。

> 蒂娜："我还有数学作业没做完呢！"
>
> 母亲："蒂娜，晚餐前我很愿意帮助你，但是现在我太累了，想看部电影放松一下。"
>
> 蒂娜："但是妈妈，我必须得完成这个作业啊！"
>
> 母亲："我知道这对你来说很困难，但我相信你自己是可以完成至少一部分的，你也可以告诉老师你没有写完。"
>
> 蒂娜："妈妈！你就帮帮我嘛！"
>
> 母亲："蒂娜，我现在'下班'了。如果你愿意的话，可以试着自己完成，然后我再给你讲睡前故事。"

蒂娜愤怒地跺着脚回到自己的房间，重重地关上了门。40分钟后，她自己完成了一半的作业。

罗格的母亲曾与儿子约定，只有当他愿意接受她的帮助时，自己才会帮助他。只要罗格情绪激动、做作业时开小差或者开始和自己理论，她就会立刻离开房间。同时她也让儿子明白自己是尊重他的，她会提前清楚地说明自己在什么样的情况下会给他提供帮助。

> 罗格："这太傻了！我为什么必须得学这些破玩意儿？"
>
> 母亲（站起身）："嗯……我想现在写作业也没什么

成效，我去厨房洗碗了。"

　　罗格（恼怒地）："我不是已经在做了吗？！"

　　母亲："我想我们需要先休息一下，等情绪都恢复了

再说。如果你愿意的话可以先看看漫画或帮我洗碗。"

　　罗格的母亲没有责骂，也没有威胁。她理解儿子，并且让他明

白：如果我们不能卓有成效地工作，那么我们就要先去干另外一件事

情；你的作业虽然很重要，但并没有重要到需要我为此耗费全部的

精力。同时，她也向儿子表明：我不愿意为了家庭作业而损害和你

的亲密关系。

　　在此之前，罗格的母亲还担心中途安排其他事情会使家庭作业一

直往后拖。但令她惊讶的是，这只发生在最初的两个星期，之后罗格

就用心地做作业了，而且完成速度也更快。

孩子会给你这样的惊喜……

　　－没有像预期的那样，利用中途做其他事情的机会逃避做家庭

作业；

　　－会相对迅速地理解和尊重父母的需求，只要父母在表达自己的

需求时对孩子表示尊重并且态度坚定。

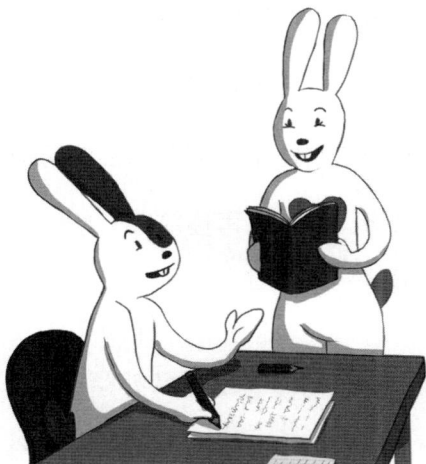

当我们试图强迫孩子做某些事情或期望他们服从时，冲突就会一触即发；而当我们关注自己以及自己的需求和行为时，很多事情就会变得容易得多。我们可以始终如一地走自己的路，不需要用威胁或惩罚的方式给孩子施加压力。关爱自己往往会使我们获得内心的平静和力量，这样在处理孩子的问题上也会更加有同理心和耐心。

3.4　你的鼓励是孩子的动力

多动的孩子的父母常常会对不断的斗争和争吵感到非常疲惫，以至于很难注意到一些微小的、积极的变化。因此，他们也会错过一些重要的契机。

把自己想象成一个园丁也许会有所帮助：你要关注那些幼苗，给它们浇水和施肥，并确保它们有足够的光照。

什么让你感到高兴？或许是孩子开始毫无怨言地写家庭作业了，又或许是他开始思考一道难题了。那么你会如何把自己的高兴传达给孩子呢？顺着这个思路，你可以再往前迈一小步，推波助澜，例如，你可以这么说：

- "太好了，我们可以不吵架就开始写作业了。"
- "你瞧，我只需要提醒一次你就开始写作业了！"
- "作业完成得可真快啊！"
- "真高兴！我们今天没有因为家庭作业吵架。"
- "我知道家庭作业对你来说很难，但是你没有和我谈

任何条件就完成了，我太为你骄傲了！"

……

你可以明确指出并且不断重复你觉得尤其重要的地方，直到孩子意识到：哦！这才是最重要的。

当你告诉自己的伴侣今天发生了哪些好事情时，也许你的孩子正在专心致志地听着你们的对话：

- "蒂姆今天居然完成了最难的作业！"
- "彼得做乘法题的时候，我感觉到他比之前更能集中

注意力了。"

• "今天过得真开心，连赛琳娜写作业的时候气氛都很愉快。"

• "你在家真是太好了。你还有时间和托比亚斯踢会儿球吗？他刚才一直在认真写家庭作业，现在需要运动一下。"

……

有一条规则在大多数情况下都适用：越关注什么，什么就会变得越好。

表扬有可能会让孩子重新调整自己的注意力，并不断提高自己的积极性。

案 例

觉察到不显眼的进步

我（作者菲比恩）和迈因拉德·佩雷兹（Meinrad Perrez）教授一起在弗里堡大学主持父母培训课程——"父母工作坊"时，每周留给父母的第一项任务就是：

"到下周为止，每天晚上写下三件你在孩子身上发现的积极的事情。可以是某个美好的瞬间，也可以是孩子的某个特点或某种行为。"

这项简单的任务使父母和孩子都发生了明显的变化。很多父

母表示这是整个课程中对他们最有帮助的练习。我们自己也很惊

讶，没想到带来最大变化的往往是那些极其简单的练习。

　　为了让这项练习发挥作用，大家必须要记住佩雷兹教授对父

母们说的话："不要只关注阿姆斯特丹的郁金香花田，也要看看

路边不显眼的小花。"

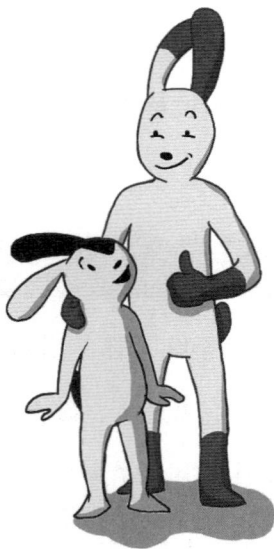

　　这种练习的有效性已经得到了科学的证实。积极心理学研究

认为，写下今天顺利的三件事是提高生活满意度最有效的练习之一

（Seligman，2012）。

　　多动的孩子对表扬的反应特别强烈，对批评也是一样。研究人

员布兰德（Brand）、杜恩（Dunn）和格雷布（Greb）所做的研究（2002）表明，父母的表扬和鼓励对多动症儿童所起的激励作用比对其他儿童更为显著。

如果你认为孩子对积极的反馈并不买账，那么你可要小心，不要被骗了。正如下面这位教师讲述的故事，表象有时可能具有欺骗性：

> 我设立了一种奖励——每个孩子都可以点一首喜欢的歌在班里播放。对我来说，值得奖励的不仅是考试成绩好，也可以是在某个方面取得了进步。我曾经和一个非常害羞而且容易开小差的女孩约定：她要试着在课堂上多发言。在过去的几周里，她变得活跃了，而且也敢于举手发言了。因此，我决定给她一个点歌的机会。她脸红了，没有说一句话，在一阵尴尬的沉默后，她让她的好朋友点了一首歌。这使我很难过，我觉得是我让她感到尴尬了。但当我周六在商场遇到她的母亲时，她母亲告诉我的话却让我很惊讶。她说她的女儿上周回家时满脸笑容地说："老师说我能在课堂上发言真是太棒了，我甚至可以在班级里点歌了！"

有些孩子在得到表扬时不会表现出他们的喜悦，甚至还会坐立不安，表现得有些滑稽，但我们千万不要因此而放弃赞美。赞美在默默起着作用，只不过孩子需要一点时间来消化美好的信息。

3.5　吃掉孩子的糖果——提升作业效率

也许你会对这个标题感到疑惑，就像同事艾琳娜·阿丽茨（Elena Arici）向我们介绍她的"小熊软糖法"时那样。

这个方法需要父母与孩子商定好目标，例如：

1. 集中注意力写家庭作业，不要分心。

2. 写家庭作业时不再抱怨、咒骂。

……

接着设定一个时间段，时间的长度必须要在孩子可承受的范围之内。在此期间孩子需要集中精力完成商定的目标。我们可以先从较短的时段开始，然后逐渐延长。（例如，开始是5分钟，接着是7.5分钟，之后是10分钟……）

在桌子中间放一张纸，划分出十个区域，每个区域放一个小熊软糖。父母可以提醒孩子目标是什么，并询问他们是否准备好了、是否已经知道需要完成什么作业。只要孩子给出肯定的回答就开始计时。

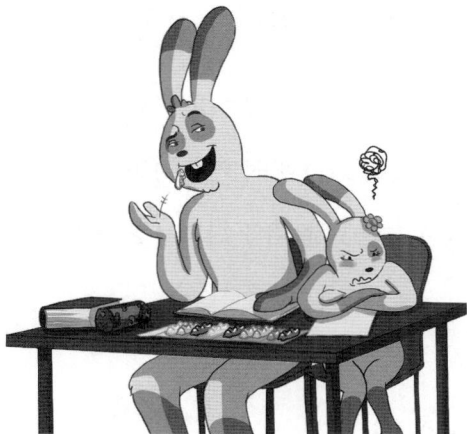

接下来的规则是：在约定的时间段内，孩子每抱怨或分心一次，父母就一言不发地吃掉一个小熊软糖，规定时段结束后剩余的糖果则归孩子所有。

我们一开始对此将信将疑，但是父母们收获的积极经验改变了我们的想法。有些家长也尝试过很多其他方法，但是都失败了。

实践中，孩子会发现这种方法非常具有挑战性。他们想赢，并且觉得打败父母从而获得更多的小熊软糖很有成就感。在这个过程中，他们以游戏的方式训练了自控能力。

这种方法的优点是：

• 父母可以对孩子关键的行为给予快速且频繁的反馈；

• 这种反馈是非语言性的，不会因带有消极的语气而伤害孩子；

• 父母可以用小熊软糖来补救孩子出现的挫败感。

原则上，我们不鼓励使用奖励机制，但我们对这种方法在孩子身上唤起的竞争意识及其训练自律时产生的乐趣感到惊讶。

重要提示：这种方法只适用于短期（2~3周内）的强化训练，不应持续使用。

3.6　签订作业合同

易冲动的孩子很难投入外界强加给他们的任务，他们似乎对任何形式的强迫行为都感到反感。但是，家庭作业必须要完成，也必须要为考试做准备。尽管如此，孩子还是可以有一些选择的余地。如果我们让孩子意识到这些任务的灵活性，并允许他们有自我掌控的空间，那么就可以提高孩子的积极性和对事务的责任感。

父母可以在很多方面给予孩子选择权，这需要父母有敏锐的感觉：哪些自由对孩子有激励作用？哪些自主选择对孩子来说是有意义的？当父母不确定的时候可以预先给予孩子信任，以此检验他是否能利用好给予他的自主选择权。

对于年龄较小的孩子来说，有必要限制他们自我选择的范围。例如可以只提供两种选择，这样他们就不会不知所措。

在与父母共同制订学习计划时，孩子可以决定写作业的顺序，以及如何安排休息时间。父母可以让孩子决定在哪里写作业，也可以给出一些不寻常的地点作为选择，例如图书馆或咖啡馆，甚至孩子也可以躺着、站着或在浴缸里完成那些不受欢迎的作业。

写作业的时间也可以由孩子自己决定，这样父母能够获知孩子个人能力的上限，不过接受他们的想法是需要一些"勇气"的。这一方法已经帮助很多孩子在晚饭后或早晨上学前迅速完成作业了。在某些情况下，赋予孩子选择的权力能使他们获得意想不到的动力。

此外，孩子还可以决定自己是单独写作业和准备考试，还是需要父母的帮助或同学的陪伴。

你可能对给孩子这样的自由感到不安。为克服不安，你可以起草一份正式合同。合同内容如下所示：

合 同

　　我，小兔，有权在一周的时间内自己决定写家庭作业的时间。

　　若我能在四天的晚餐前完成家庭作业，则这份合同延期一周；若我不能做到，则至本月末我写作业的时间都要听从父母安排。

2023.2.12

小兔 _____　　父母 _____

通过这份合同，家长间接地向孩子传达了这样一种信息：如果他愿意承担更多的责任，那么他将获得更多的自由。相反的，如果事实证明这份自由对孩子来说要求过高，那么直到月底父母都将重新掌握写作业时间的决定权。在这种情况下，父母和孩子可能都很有兴趣讨论一下该如何负责任地对待孩子（或自己）享有的自由。孩子可以写下一些建议来帮助自己遵守约定，例如：设置手机闹钟来提醒自己写作业；在客厅学习时使用耳塞，这样别人就不会分散我的注意力……父母不要忘了在下个月开始的时候再给孩子一次机会。

提示

只有当合同所承诺的自由或自我负责的内容对孩子有吸引力时，此方法才会有效。对上述例子中的小兔来说，富有吸引力的是他能够选择何时做家庭作业，这样他才有动力去遵守约定。

3.7 学习前严禁孩子使用电子屏幕

很多家长在给孩子制订规则方面很有经验，例如：你可以自己决定什么时候写家庭作业，但是在完成所有作业之前不允许使用电子屏幕。

电子屏幕对孩子，特别是对多动的孩子有很大的吸引力。一些孩子甚至愿意把所有的空闲时间都花在电子游戏、手机和电视上。因此，上述规则意义重大，原因如下：

• 孩子得到了激励，从而会及时、快速地完成作业；

• 限制了孩子使用电子屏幕的时间；

• 如果孩子很晚才开始做家庭作业，并且之前的空余时间都没有使用电子屏幕，你甚至可以为此暗自高兴；

• 孩子写作业之前不会对电子屏幕恋恋不舍。

此外，要确保孩子：

• 不在学习后立即使用电子屏幕；

• 不在床上使用手机、平板电脑、电视等电子屏幕。

一系列研究表明：使用电子屏幕会使人难以入睡，损害睡眠质量，并降低记忆力（Cain & Gradisar，2010；Dworak et al，2007；Gottselig et al，2004；Jolin & Weller，2011；Li et al，2007；Van den Bulck，2004；Weaver et al，2010）。因此，我们也鼓励大家尽可能地限制孩子使用电子屏幕。

目前，神经学和心理学界正在研究：使用（尤其是过早使用）电子屏幕对大脑发育的影响程度。初步的研究成果非常令人担忧。

迄今为止的两项主要研究都表明：如果儿童在出生后的几年就开

始看电视，那么他们出现多动症症状的概率会增加，且看电视的时间越长，概率越大（Christakis，2009）。尽管这两者的因果关系还有待阐明，但我们还是赞同大多数专家的意见：家长需要谨慎对待儿童使用电子屏幕的问题。

案例

有意识地看电视，而不是无休止地看电视

在与儿科医生谈话后，大卫的父亲意识到儿子在电视上花了太多的时间。医生建议他将孩子看电视的时间限制为每天45分钟，这导致了大卫父子之间的一场大战。这位父亲不得不经常从他十岁的儿子手中强行抢过遥控器，这时他的儿子就会尖叫起来，有时还会踢父亲。在心情平静的时候全家进行了一次谈话，大卫父亲提到了这个问题，其中也包括其他家庭成员看电视的问题。他们发现，家里的电视几乎一直作为背景开着。于是全家决定不再打开电视，今后只通过DVD播放器或网络来观看节目。

从此之后，大卫完成作业后都会获得一张兑换券，可以用来换取45分钟看节目的时间。有时他会选择兑换45分钟的电视剧，有时他会把兑换券攒到周末兑换一场电影。

3.8　尝试暂时叫停家庭作业

我们总是会遇到那些常年因孩子的家庭作业而心力交瘁的父母，他们无力地倾诉道："家庭作业破坏了我们和孩子之间的亲密关系，家里的气氛很糟糕，但我们还是不知道如何是好。"

我们问他们是否也有气氛不错的日子，他们说孩子听到"放假""周末"这些"神奇词汇"时脸上就会发光，所以他们的回答是："在放假的时候我们会拥有一个完全不同的孩子，而他也会拥有完全不同的父母。"

除了认为对方是"家庭作业女巫""学习暴君"或者"小破坏狂""爱开小差的人""暴躁狂"等，你和孩子最后一次互相认识对方是在什么时候？当你们如此针锋相对的时候，出路往往只有一条：放假并远离作业。

许多家长会将辅导家庭作业的任务委托给相关机构，就算只有很短暂的空闲时间，他们也认为这是给自己的一份礼物。一位母亲告诉我们："威利有两个下午在托管班写家庭作业，我可以在那两天给自己补充能量，我甚至认为这有助于我在他回家时成为一个更有耐心和爱心的母亲。"

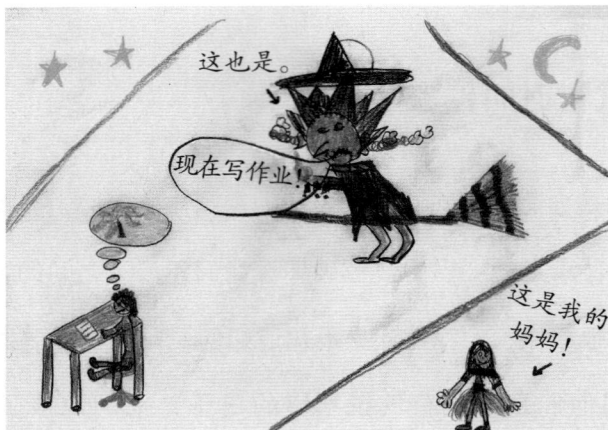

或许你也能找到一种方法来暂时摆脱"家庭作业女巫"或"学习暴君"的角色，与你的孩子有更多美好的相处时间。

你可以问问自己：谁能减轻我辅导家庭作业的负担，哪怕只是几天？孩子的学校有家庭作业辅导服务吗？（注：大多数公立课后辅导机构提供收费服务，在德国和奥地利便是如此。作业辅导是阶梯价格，费用取决于父母的收入。）附近是否有年轻人愿意兼职辅导家庭作业来赚点零用钱？孩子的叔叔、祖父母或是邻居能否每周至少有一天能帮我辅导孩子写作业？

尤其是当你每天都要处理与孩子的冲突时，我们鼓励你将家庭作业辅导委托给他人，即使只是暂时的，或者只是委托了部分时间。请你尽可能地缓解自己的压力，不要让家庭作业破坏了你与孩子之间的亲密关系。

尝试与同学一起写作业

如果写作业的时候有其他孩子在场的话，大多数孩子就不会那么淘气了，因为有一个"同病相怜"的人在旁边，就会产生一种同舟共济的感觉，这使家庭作业看起来不那么枯燥了，堆成山的题目似乎也不那么吓人了。

父母经常发现，当孩子的朋友在场时，孩子做家庭作业时往往更专注、更迅速。"你现在赶快写作业吧，我们要去游泳了！"这句话对孩子的刺激也许比其他任何激励措施都要大。

也许你可以和另一个家庭形成一个惯例，例如每周一和周三在托马斯家写作业，周二和周四在你家。这样的尝试会产生一些积极的连带作用：孩子能获得更多的社会联系，能了解到其他孩子是如何完成家庭作业的，从而会被激励着提高自己的写作业速度；最重要的是，你有几天可以不用辅导家庭作业。

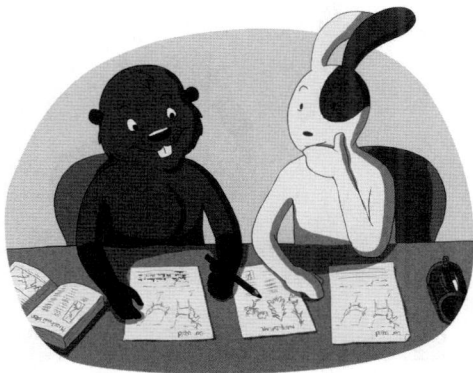

辅导"别人家的孩子"

在我们演讲过的一个小村庄里，一些孩子和父母对一起做家庭作业感到非常厌烦，他们决定做些什么来改善这种状况。他们的解决办法是：用"儿童交换"来完成家庭作业辅导——吃完饭后，孩子就被交换到邻居家完成作业，例如塞德里克与尼娜的母亲一起写作业，同时塞德里克的父亲辅导尼娜的家庭作业。让父母和孩子都感到惊讶的是，孩子们的新鲜劲儿、新的辅导环境以及不同的辅导方式，让每个人都能以更客观的方式重新投入到辅导或学习中。正如一位母亲所言："这种做法太棒了！当坐在对面的不是自己的孩子时，我会更有耐心，压力也会更小，因为我不必一直担忧自己孩子的未来。而且我女儿也认为和邻居阿姨一起学习更愉快。"

或许你也可能在父母互助团体中遇到愿意同你一起尝试这种"非常规"实验的人。

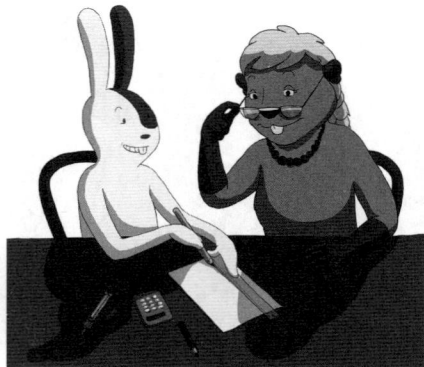

当辅导作业成为负担

一些父母会担心孩子在学校跟不上进度，认为自己必须亲自陪伴孩子的每一个学习过程，才能给予孩子最大的支持。可问题在于：父母辅导家庭作业的效果才是真正的"火花"，当孩子觉得与父母一起学习是一种负担时，"火花"很快就会消散。孩子对学习的体验越绝望、越消极，他就越会退缩。最后的结果就是：很多父母震惊地发现，孩子几乎记不住那些他们共同学习的部分，对学习的抵触情绪也与日俱增。父母要明白：比起辅导孩子学习乘法表或词汇，维护好你们之间的亲密关系会使孩子更强大。

3.9 要点概括

如果父母想要减少与孩子在家庭作业方面的冲突，需要做到：

★ 避免与孩子的观点针锋相对从而陷入争论；

★ 对孩子的负面情绪表示理解，并以提问的方式促使孩子开始写家庭作业；

★ 让孩子有机会发泄不满；

★ 在某个安静的时刻明确自己的需求，并且友好而坚定地告诉孩子；

★ 关注孩子是否配合，若配合则对其进行表扬；

★ 采用"小熊软糖法"，以游戏的形式给予孩子反馈；

★ 拟定"家庭作业合同"让孩子承担更多责任；

★ 在作业完成前禁止孩子使用电子屏幕；

★ 将家庭作业辅导委托给他人，或通过"儿童交换"来使孩子完成家庭作业；

★ 邀请其他孩子一起完成家庭作业。

④ 我的孩子不能集中精力，总是磨磨蹭蹭

4.1 安静的环境不利于多动的孩子集中精力

孩子需要一个安静的学习环境，最理想的环境就是自己的房间，坐在符合人体设计的椅子上，桌上放着一盏护眼台灯，并且调整好光线，保证手不会在纸上投下阴影……类似的要求受到了很多学习类文章作者的推崇。

写这些内容的时候，我们两位作者正坐在弗里堡的一家咖啡馆里，因为我根本无法忍受坐在办公室里写作。我需要四周有生命气息的环绕，只有在这样的环境下，我才能将注意力完全集中在文章上，沉浸其中，不会看到或听到其他任何东西。斯蒂芬妮[作者斯蒂芬妮·里兹勒（Stefanie Rietzler）]坐在我的对面，也在写着什么，但她和我还是有一点不同的——她需要使用耳塞。

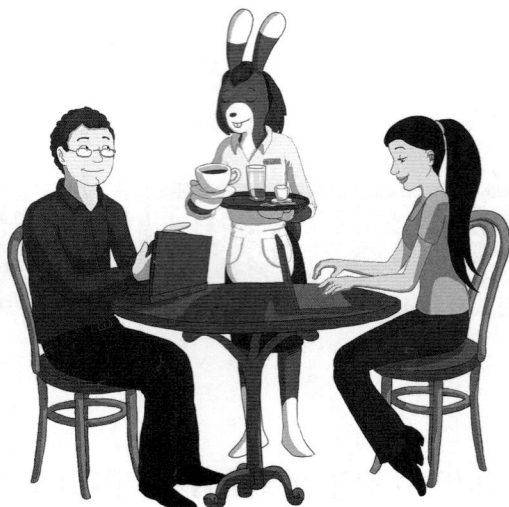

对我来说，咖啡馆结合了可以让我注意力集中的两个条件：我的周围发生着一些事情，以及我对这些事情都不感兴趣。在办公室里却不一样，我感到很无聊。在安静和精心设计的环境中，最轻微的动静我都能注意到，一切都会使我分心。

很多多动的孩子独自待在安静的小房间时会感到很紧张。周围越是安静，他们就越感到无聊，并且越能感受到自己内心的躁动，因此就会积极地寻找刺激。在这种情况下，多动的孩子并不是被外界打扰而分心，而是会不自觉地转移自己的注意力或要逃离使他们焦虑的环境，进入更有意思的精神世界。

这一经验与一些研究的结论是一致的：在适度的背景噪音下，多动症儿童的注意力会更集中。

有趣的科学知识

背景噪音

曾陶尔（Zentall）的最佳刺激理论(1983)、西克斯特伦（Sikström）和瑟德隆德（Söderlund）的大脑适度激活模式（2007）等理论都认为：

1. 当大脑得到了有效的激活时，我们可以很好地集中注意力；

2. 不具有强迫属性的外部刺激可以普遍提高大脑的激活水平；

3. 当大脑激活不足时，较强劲的外部刺激会促进有效的激活。

基于这些结论，一个来自挪威的研究小组（Söderlund et al, 2010）分别研究了背景噪音对有注意力缺陷问题及没有该问题的儿童的影响。这些儿童学习了一些句子，并且需要在测试中背诵出来。他们分别在两种场景下学习：一种有背景噪音，一种没有背景噪音。结果表明：有注意力缺陷问题的儿童在噪音环境下能够记忆更多内容，但没有注意力缺陷问题的儿童则在安静的环境中才能够记忆更多。

也有其他研究表明，患有多动症的儿童边听音乐边学习比在安静时或有人说话时学习的效果更好（Abikoff et al, 1996; Scott, 1970; Zentall, 2005）。

因此，受多动症影响的儿童更能受益于适度的背景噪音。

然而，并非所有噪音都是有帮助的。曾陶尔强调：只有当外部刺激不具有强迫属性时，即不会影响人们去做什么的情况下，才能产生积极的效果；如果周围的动静使孩子产生兴趣（例如邻桌人们激动人心的谈话、隔壁房间发出的电视声、兄弟姐妹玩耍的声音等），那么就必须主动把它们屏蔽掉（2005）。

如果教室里嘈杂的声音越来越大，那么多动症儿童就会受到很大影响，因为与作业相比，同学们讨论的内容让他们更感兴趣。而那些不受多动症影响的儿童则能够有意识地将注意力放在作业上并完成自己的学习任务（Zentall & Shaw，1980）。

曾陶尔指出：与自己需要完成的任务相比，外界任何更大、更亮、更响、更多彩的事物都更能吸引多动症儿童（2005）。

要确定孩子学习的最佳条件是非常困难的，需要我们在生活中不断观察和尝试。如果我们不考虑孩子的差异性而一概而论，或从我们想当然的经验出发，那么我们就可能错过一些适合孩子学习的独特条件。

我们经常发现，学习环境的一些微小变化能带来效果上的巨大差别。因此，我们想鼓励大家尝试一些听上去很"疯狂"的方法。

例如，在学习时听听音乐。经过一段时间的尝试，我们收到了很多父母的反馈，他们认为孩子在音乐中能更好地集中注意力。

从专业的角度来看，慢节奏的器乐更适合（Hoberg，2013），而用母语演唱的歌曲，特别是说唱或嘻哈等，则不适合，因为它会诱使孩子去努力辨识歌词，很明显一心两用是不可取的。同样，太大声的音乐也存在这个问题。

当孩子要阅读课文时，你可以让他在不同的条件下（例如有音乐和没有音乐）阅读不同的段落。之后你可以问问孩子读了什么，并让他评价一下自己的注意力集中情况，还可以给自己不同条件下阅读的注意力集中情况打分。

一旦找到了孩子学习时的理想音乐，你就可以开始试验音量的调节了。到了一定的音量之后，孩子将会感到不能再专注于自己的想法了，或者他必须要很费劲才能做到这一点。孩子学习时，你可以慢慢调高音乐的音量，在此过程中，要不断询问孩子音量达到多大的时候，他明显感觉很难将注意力集中到作业上来。

观察表可以如下所示。

观察表						
	我的专注力分数					
	1	2	3	4	5	6
无音乐						
嘻哈音乐						
古典音乐						

轻音乐					
流行音乐					
我的最佳音乐：					
最适合我的音量：					

接下来你就可以与孩子商量他在什么时候可以听什么音乐。

一些父母会与孩子一起设定一个学习时的音乐播放歌单。渐渐地，对孩子来说，播放这个歌单的音乐就成了一种信号，从而使他们更容易进入学习状态。

4.2 排除一切让孩子分心的诱惑

正如我们在上一节中所写的那样：多动的孩子的注意力会被他们并不感兴趣的背景噪音激活，但他们却很难抵挡具有强迫属性的外部刺激。

那么这到底是什么意思呢？

感官干扰需要感官的参与，情绪干扰会刺激人们的情感。我们人类能够很好地抵挡感官干扰，却很难抵挡情绪干扰（Goleman，2014）。

下图能够明确展示出这种差异。

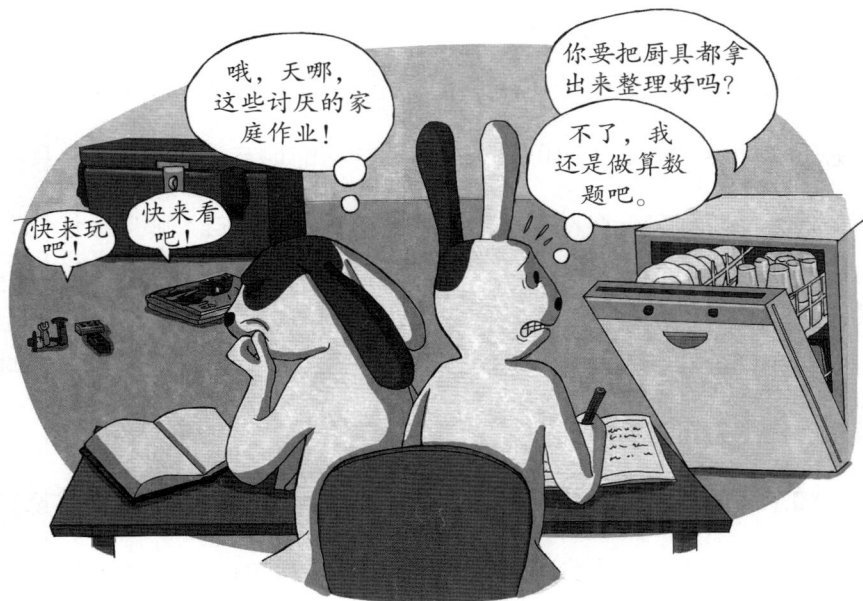

　　虽然洗碗机在运转（感官干扰），但小兔还是可以很好地集中注意力学习。洗碗机发出的声音对小兔来说没有任何情感意义，它不会唤起小兔做其他事情的欲望。大脑将这种声音归类为无意义的事物，并逐渐忽略，直到小兔不再注意为止。

　　而积木和漫画书（情绪干扰）却不同，它们不断地诱惑着小兔去玩耍和看漫画。情绪干扰会唤起人们做其他事情的欲望，会使人焦虑，引诱人们胡思乱想。

　　当你在电脑上处理你的待办事项时，可能会有同样的感觉：你听不见从窗外传来的街道上的噪音，但是只要手机开始闪烁，你就要努力克制自己不要分心，完成任务再看手机。

如果我们想知道孩子学习的场所是否能让他免受情绪干扰，我们就必须实地感受一下。你可以坐在孩子学习的地方，问问自己：我看到了什么、听到了什么？哪些会让我的孩子感到兴奋？哪些会让他分心，想去做别的事情？

你可能会和很多父母一样，发现孩子在厨房、客厅，甚至在咖啡馆里时注意力更为集中。

如果房间里有弟弟妹妹的话，孩子可以用耳机边听音乐边写家庭作业。或许小家伙们也会模仿着哥哥姐姐写他们的"家庭作业"，例如安静地涂色等等。

4.3　让注意力更加集中的小窍门

作业本或课本上的图片往往也会对孩子产生情绪干扰。我们经常观察到，多动的孩子的注意力会"粘"在这些图片上面，无法再集中注意力完成手头的作业。因此，你可以用白纸盖住无关的图片来帮助孩子更专心地学习。

多动的孩子极易受到外界刺激的干扰，他们经常会从一个题目跳到另一个，以无序的方式写作业，而且会犯很多粗心的错误。针对这种情况，父母可以将作业本划分成几个小部分。一次只有一项任务，孩子的注意力会更容易集中；作业的总量被划分成一目了然的小部分，孩子的畏难情绪也会减少。

顺便说一句：在考试中，也要保证多动的孩子一次只能看到一个题目。孩子可以用白纸把后面的题目遮住，每次只显示当前的题目，这样可以减少考试中的过度刺激。

💡 小贴士

多动症儿童在彩纸上写字会更认真（Imhof & Prehler, 2001；Imhof & Scherr, 2000），所以我们建议为孩子提供彩纸用于书写。

多动的孩子在精细活动方面存在困难，所以手写作业对他们来说很辛苦，写一篇较长的文章更是一种折磨。但是，如果在电脑上写作文，大多数多动的孩子会较为专注并且完成得较快。或许父母可以询问老师，是否可以给孩子提供这样的机会，这会极大地减轻大家的负担。

4.4 让作业"事半功倍"的窍门

很多多动的孩子需要花费数小时来完成家庭作业。他们学习效率低，容易开小差，并且总是心不在焉。所以父母很快就会变身为催促者，说出：

- "别磨蹭了！"

- "集中注意力！"

- "如果你还是这么磨磨蹭蹭的话，我们今天一晚上都得坐在这儿写作业了！"

......

这样的催促其实偏离了我们原本的目标，那些容易分心的孩子的父母得出了这样的一致结论：无论是要赶公交车还是写作业，给孩子施加的压力越大，越是催促他们快点，他们的动作就越慢，并且越容易开小差。显然，外界给孩子的压力越大、反应越紧张，他们就越觉得自己需要逃到脑海中的理想世界。

磨蹭和开小差会导致孩子的课余时间被消磨掉。随着年级的升高，作业"马拉松"持续的时间会越来越长，放松休息的时间则会越来越短，同时孩子的挫折感也会越来越强。

催促是毫无用处的，它会使孩子只能完成很少的作业，并使孩子觉得学习和写家庭作业是痛苦的，从而争吵和逃避的行为会变得越来越频繁。这样下去，孩子会在上课的时候开小差，用来弥补他们缺少的又恰恰是必要的休息时间。

因此，我们的建议是：注重质量而不是数量。

限制写家庭作业的时间

大多数学校都适用"10分钟规则"——在学校的第一年，给孩子们布置大约需要10分钟完成的家庭作业；第二年布置大约需要20分钟完成的家庭作业，以此类推（考试的复习时间另算）……

也许你会觉得上述内容实在令人难以置信，但是这个规则是为了保护你和孩子。

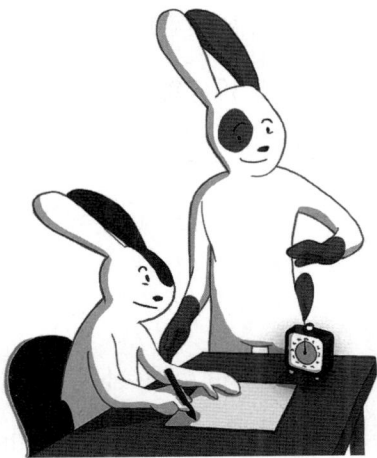

如果你的孩子经常需要三到四倍的规定时间来完成校内作业，你必须立刻进行干预。你需要联系老师，告诉他们你的孩子做家庭作业需要多长时间，并请求他们的帮助。

我们发现，大多数教师都同意这种安排：只要孩子集中注意力写作业了，就允许他在商定好的一段时间后停止写作业，不用完成剩余的部分。

就一个三年级学生而言，可能出现以下情况。

琳达获得的家庭作业"时间预算"为30分钟。只要她已经做出了努力，那么时段结束后她就可以停下来，母亲也会在家庭作业本上写道：琳达已集中注意力写作业30分钟。

有些孩子会觉得这个规则难以接受，尤其是在他们非常喜欢某位任课老师的情况下，他们想完整地做完家庭作业，不想让老师失望。琳达一开始也没有做好准备，直到老师对她说："琳达，对我来说重要的是你要遵守规则，写作业30分钟后就停下来。如果你因为写家庭作业而太累的话，那么你第二天在学校就完全没办法集中注意力了。"

制造时间压力

在很多情况下，限制学习时间反而会使学习效率显著提高。父母也经常告诉我们：限制学习时间对孩子的学习动机和成绩有积极的作用。

"自从托比亚斯只被允许做30分钟的家庭作业后，他就开始变得'雄心勃勃'。现在他想尽可能多地完成学习任务，经常能完成所有的作业，甚至在30分钟内完成的任务与之前在三小时内完成的一样多。"

"松娅很希望我们设置闹钟。我每次都会问她：'你知道你要做什么吗？你准备好开始了吗？'过去她很难快速进入学习状态，现在只要我一按闹钟启动按钮，她就开始写作业了。"

研究告诉我们，很多具有多动、冲动特征的孩子都酷爱竞争（Carlson et al，2002）。这种"限制学习时间"的方法，一方面使家庭作业看起来是完全可以完成的；另一方面，时间上的压力带来了紧张感和强度，使孩子更容易集中注意力。要注意的是，限制时间的做法只有在不被当作施压手段的情况下才会成功。如果父母急切地期望孩子在规定的时间内完成任务，那么孩子往往会变得停滞不前，甚至比之前更慢。相反，父母平静的态度才会更有帮助，例如对孩子温和地说："这是为你写家庭作业分配的时间。来吧，让我们看看这一次你能完成多少。"

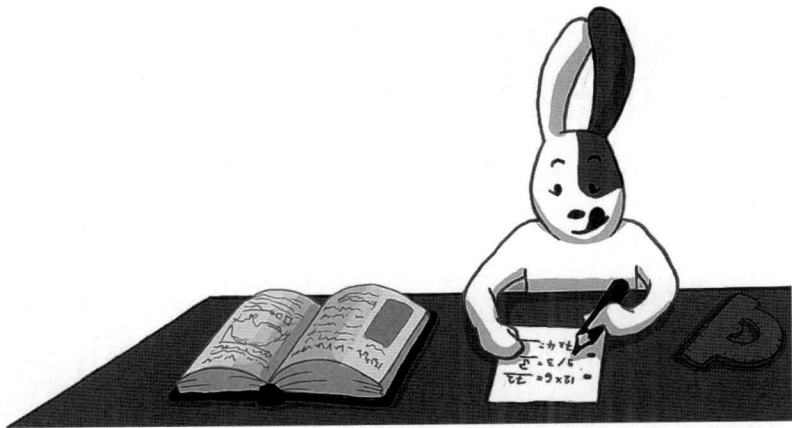

坚持控制作业时间会使孩子很快从另一个角度来看待这个问题：既然时间是不可变的，那么该如何更好地利用现有的时间？这时孩子们又会想到一些新问题：如果休息一下的话效率会不会更高？如果事先做好计划会不会更有帮助？是否有一些学习方法能让我学得更快、记得更多？哪些作业需要优先完成，哪些不太重要？

简而言之，当时间有限时，很多孩子便希望能充分利用时间，并对我们即将介绍的方法产生浓厚的兴趣。

顺便说一下，成年人也同样适用于这种时间限制法。一位母亲告诉我们，她居家办公做项目时毫无头绪，于是她不带充电线，只带着充好电的笔记本电脑来到咖啡馆，只能工作到电脑没电关机的紧张感让她不得不集中注意力和提高效率。

案 例

控制时间并适当休息会提高效率

K女士告诉我们，每天她都要和女儿梅里克坐在一起，花3~4个小时来写家庭作业，周末也被补课和练习听写填满。我们计算过，梅里克的学习时间与职业经理人一样，因此她肯定会筋疲力尽。在与老师商量之后，我们将梅里克家庭作业的时间限制在每天40分钟。

现在，我们的目标是让梅里克尽可能充分地利用这40分钟。在开始学习的时候，K女士设定了一个40分钟的闹钟，每隔10分钟她就会问梅里克："你还能保持注意力集中吗？或许我该停止计时让你休息一会儿？"当她发现女儿不能高效地学习时，就会暂停5分钟，闹钟显示的剩余作业时间仍然有效。

通过"你还能保持注意力集中吗？"这一问题，梅里克能越来越清楚地分辨自己是否分心或专心，这也有助于她在学校里关注自己的注意力情况。不仅如此，小女孩还第一次提出希望自己尽可能高效地完成作业。两个月后，梅里克已经能够在40分钟内完成所有的家庭作业，并且母亲不必再问她是否需要休息了。

梅里克的目标已经发生了改变：以前她希望尽可能地避免写作业，而现在则被激励着在给定的时间内尽可能多地完成作业。

有些父母担心孩子会坐在桌前白白浪费时间。要知道，这个方法能否奏效的关键在于：父母和孩子从一开始能否商定好这段时间只能用于注意力集中的学习。一旦孩子停止学习或者分神，计时就会停止，并且从这时开始就会被认定为休息时间。

 小贴士

使用的定时器最好像饼状图一样，能让孩子看见剩余的时间。这种时间显示方式会极大地激励儿童，帮助他们形成时间观念。父母可以在网上订购这样的定时器。

注意：有些孩子喜欢观察时间的流逝。在这种情况下，父母只需将定时器转个方向即可。

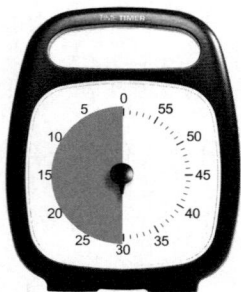

4.5　休息后能更高效地完成作业

及时进行短暂的休息有助于孩子保持专注，很多家长都能意识到这一点。尽管如此，我们还是在实践中不断发现，大多数多动孩子的父母没有给孩子预留充足的休息时间。当被问及这个问题时，他们回答说：

"我花了很长时间才终于让他开始学习。休息之后，我又得重新费劲地让他开始！"

"他一直磨磨蹭蹭的，学习时总是望向窗外。如果让他休息的话，需要的时间就更长了。"

……

然而，当父母开始尝试让多动的孩子休息时，这些担忧通常都会消失。

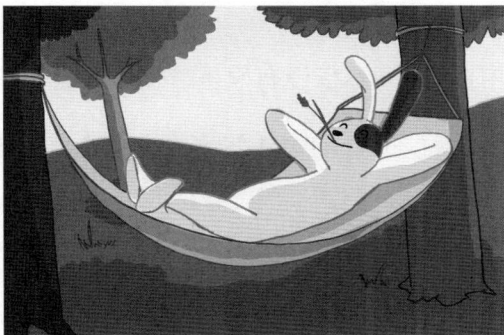

休息可以减少争吵和磨蹭

如果你不允许孩子休息，只能长时间地写作业，那么他会产生以下联想。

• 如果轻易就开始的话，那我之后就要长时间地坐在那里学习了，所以我最好尽可能地拒绝或拖延这件事；

• 学习真的很累，有时我只能在爸爸不在时偷偷地去厕所或看看窗外来休息一下；

• 只有我打哈欠、叫唤、揉眼睛或大声抱怨时爸妈才允许我休息，所以我最好尽早这么做，而且要经常这么做。

……

你允许孩子休息的时间越短、让孩子写作业的时间越长，你的孩子就越会磨蹭和抱怨。他会试图逃避学习，通过其他方式偷偷地休息。

"偷"来的休息时间不仅没有娱乐价值，还会损害你和孩子之间的关系。当父母发现孩子偷偷休息之后，他们又会立即让孩子把注意力转移到家庭作业上：

- "注意，你开小差了！"
- "快继续吧！"
- "不要一直看着窗外！"

......

除了在上一节中谈到的限制学习时间，有意识的休息也能够帮助孩子更好地集中注意力以及更多地参与到学习中。不过需要注意的是，要在正确的时间让孩子进行适当的休息。

选择合适的时间进行休息

理论上，儿童专注于某一学习内容的时间会随着年龄的增长而增加。大多数父母都高估了孩子注意力集中的持续时间。正如以下凯勒（Keller）的研究表格所示：7~10岁的非多动症儿童在一项任务上能够集中注意力的持续时间大约为20分钟（2005）。

非多动症儿童注意力集中的持续时间			
5~7岁	7~10岁	10~12岁	12~15岁
15分钟	20分钟	25分钟	30分钟

根据注意力缺失的严重程度，多动的孩子注意力集中的持续时间明显更短。越早让孩子休息，他的恢复值就越高。如果孩子已经很累了，那么他就需要更长的休息时间来恢复；同样地，如果你在孩子还没有累到需要休息的时候就能及时让他休息，那么哪怕是短短的5分钟休息时间也能让孩子重新回到更好的学习状态中。

应该选择一些容易中断的活动来作为休息的方法，例如：

• 看看窗外；

• 听一两首喜欢的歌曲；

• 谈论一些微不足道的事情；

• 吃点小零食；

• 闭上眼睛遐想；

• 喝点饮料；

• 在蹦床上跳5分钟；

• 去外面走走；

……

我们建议在两到三个学习阶段之后让孩子进行较长时间的休息，如休息20到30分钟，目的是让孩子恢复精力。因此，在这种休息时间可以安排一些孩子喜欢的较长时间的活动，例如在楼下嬉戏、玩游戏或拼图等，孩子也应该有一定的选择活动的自由。但值得注意的是，要确保这项活动是能随时结束的。经验表明，休息时使用游戏机、电脑或电视是不合适的。即使下定决心，也很少有孩子甚至成年人能够让自己从精彩的游戏或电影中抽离出来。

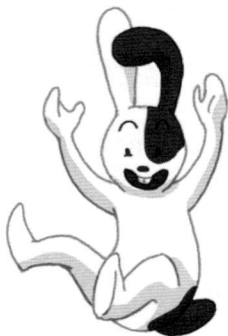

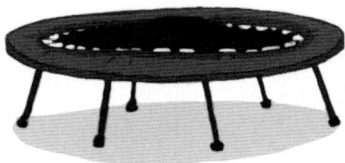

有趣的科学知识

在大自然中漫步有助于集中注意力吗?

伊利诺伊大学的一项研究表明：在大自然中漫步对多动症儿童集中注意力有尤为积极的作用（Taylor & Kuo，2009）。

多动症儿童被邀请到实验室，护理人员陪同他们分别在公园、市中心和住宅区进行了20分钟的散步。回到实验室后，研究人员开始检测孩子的注意力情况。结果表明，在公园散步后的多动症儿童的表现比在市中心或住宅区散步后的表现更好，而且他们也更喜欢在大自然里散步。

研究人员借助卡普兰（Kaplan）的"注意力恢复理论"（1995）解释了这一结果。该理论指出：人类有意识地控制注意力的能力是有限的。当疲劳发生时，人们需要休息。卡普兰认为，最佳的恢复期出现在注意力不需要被有意识地引导的环境中，大自然就提供了这一有利的条件。

因此，短暂的自然之旅似乎正好可以放松注意力，让思想游离。相反的是，在城市中散步依然要求人们保持一定的注意力，因为人们必须时刻注意交通状况，还要努力屏蔽掉各种噪声（Berman et al，2008）。

4.6　运动让大脑活跃

患有多动型、冲动型或混合型多动症的儿童会不断地产生对运动的需求。他们在写作业的时候可能会歪着身子、在椅子上扭来扭去、用手指敲打桌面，或是不停地晃动双腿。孩子传递出来的不安情绪也会使父母感到紧张，所以父母有时会失去耐心。最初父母可能还会心平气和地要求孩子安静地写作业，但是很快就会愤怒起来："坐着别动！你让我很烦！你这样没法做题！"

父母有时会询问我们：是应该放任孩子就这么折腾，还是让孩子坐着不要乱动？我们的建议是让他们活动，理由如下。

- 在动脑的过程中，强烈的活动欲望可能是人体的一种补偿应激反应，以此来弥补大脑激活不足，从而调动自身的积极性（Rapport et al，2009）。

- 对活动欲望的持续压制会导致多动症儿童的内心紧张，并对其学习产生负面影响。在最新的一项研究中，患有多动症的儿童参加了一个记忆测试，结果表明：当他们在椅子上比较剧烈地活动，例如晃腿或从座位上站起来时，测试表现较好；当他们身体活动较少时，测试成绩较差

（Sarver et al，2015）。另外一项实验也表明：当多动症儿童的身体较活跃时，他们的"插嘴"问题会得到较好的改善（Hartanto et al，2015）。

• 孩子不会因为一直被要求安静就学会安静地坐着。相反，他们会认为在这种要求下学习是极其不愉快的。

• 强烈的活动欲望在持续过程中会自行减弱。越来越多的儿童和成年人表示，内心的不安会逐渐取代身体的躁动（美国精神医学学会，2015）。

• 综合考虑了一些重要的影响因素（如儿童生活的社会环境及其健康状况等）之后，我们会发现，单纯的多动与注意力不集中是不同的，这并不会影响其日后的学业（Pingault et al，2011）。

与其压制孩子的活动欲望，不如有针对性地将运动融入学习中去，例如引导孩子在学习前和学习后进行体育活动，或者在学习的间隙安排运动作为休息的方法。这样往往会更有助于孩子的学习。

学习前运动能激活大脑

伊利诺伊大学进行了一项有趣的研究，调查了运动对多动症儿童学习行为和能力的影响。研究人员让20名8~10岁的多动症儿童在跑步机上跑步20分钟，之后，孩子要完成各科的作业。进行了适度运动后，孩子不仅在数学测试和阅读理解中表现得更好，还减少了因粗心犯的错误，并且表现出了更好的自控能力（Pontifex et al，2013）。

💡 小贴士

为了帮助孩子"活跃大脑"，我们或许可以让孩子在上学前或写家庭作业前

——步行或骑自行车去学校；

——在蹦床上跳几分钟；

——上下楼梯几次；

——用健身器材（健身自行车、跑步机、交叉训练器等）锻炼。

顺便说一句，即使是爱开小差的孩子也能从学习前的运动中受益。

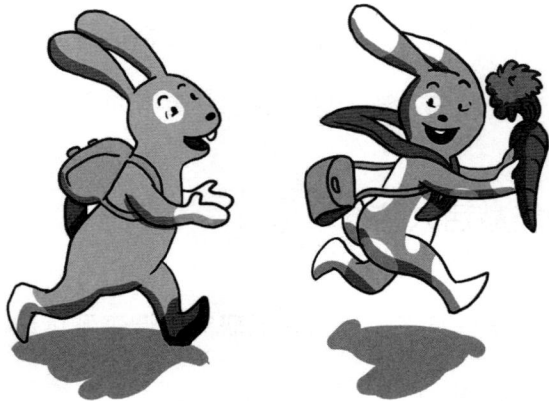

学习中的运动能提高积极性

在家学习与在学校学习相比有一个很大的优势：家长完全可以放任孩子的活动欲望，让他们免于忍受必须坐着不动的折磨。你要有勇气卸下自己内心的包袱，让孩子去活动，不需要时刻督促孩子保持安静。

你还想再进一步吗？那就让孩子在运动中学习吧，或许你会和这些家长有一样的经历：他们表示孩子边运动边学习使其完成家庭作业的情况轻松了很多，孩子的积极性和注意力也得到了提高。

有很多方法可以帮孩子实现在家里边运动边学习。

• 站在立式办公桌旁写家庭作业；

• 在房间里边走边背书；

• 在健身自行车上阅读；

• 在蹦床上背乘法表；

• 在做10以内算术题时来回扔球；

• 在家里画一条运动轨迹——孩子需要在轨迹上的一个节点记住所听到的单词和句子，在下一个节点写下这些单词和句子；

• 让孩子在绳索或横梁上保持平衡时拼写单词；

• 让孩子通过身体造型来展示听到的单词，从而练习大小写字母的拼写，例如孩子可以跳起来展示大写字母，蹲下身子展示小写字母。

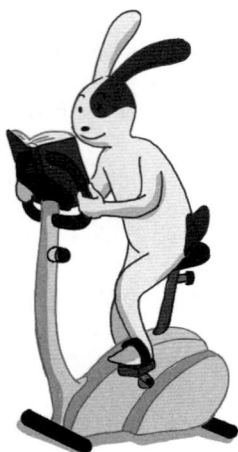

如果你是教师，也可以运用一些关于"活动课堂"的概念。

学习间隙的运动能保持学习效率

在与儿童和青少年的座谈中，我们惊讶于学习间隙的运动所产生的积极作用。他们表示运动之后更有精神，更容易吸收知识，更有动力重新投入到学习中。这也难怪！因为运动可以促进大脑的血液循环（Voelcker-Rehage，2013），刺激大脑神经细胞的生长，提高学习能力（Griffin et al，2011；Winter et al，2007）。

那么该如何设计一段学习间隙的运动呢？以下是我们的建议。

1 来吧！把凳子收到桌子下，把窗户打开，准备做一些运动。

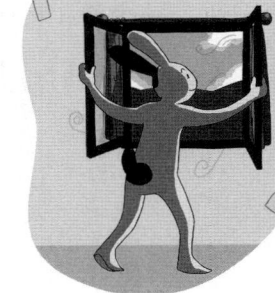

2 首先，充分伸展自己的身体。如果你想的话，可以打一个大大的哈欠。

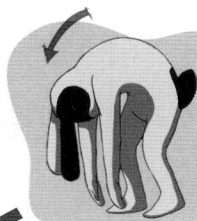

3 接着，适当地抖一抖胳膊和腿，毕竟已经坐了这么长时间了。

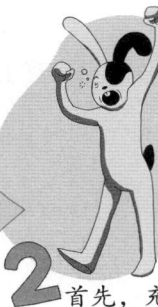

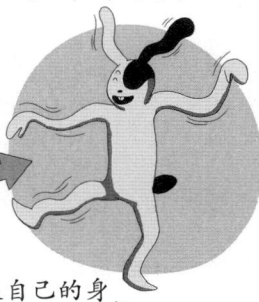

4 你要蹦跳几下吗？可以做几个开合跳！

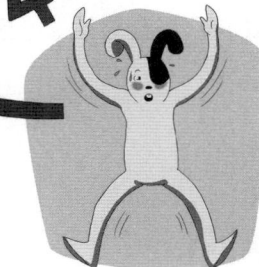

5 向前垂下头和胳膊，完全放松。

6 从腰部开始将脊椎一节一节向上卷起，直到头部。

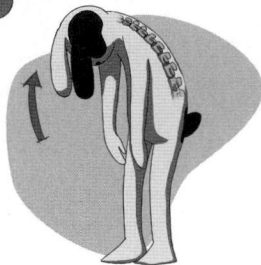

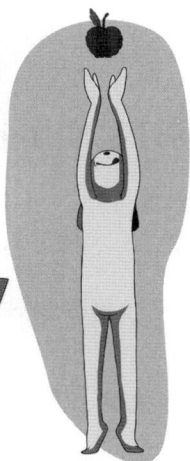

7 最后来做一个"摘苹果的动作"：踮起脚尖，双臂向头顶伸展，就好像要从一棵大树上摘苹果一样。

这组练习大约需要3~5分钟。一段时间之后孩子不需要父母指导就能进行。或者你也可以让孩子在蹦床上蹦跳5分钟，或绕着小区跑步。很多男孩喜欢"脑力与体力"共存的活动，所以每个学习时段结束之后，你们可以做几组肌肉练习，这样同时也能强健身心。

要知道，仅仅是憧憬一下学习一段时间后的运动休息活动，很多多动的孩子就能够自觉提高学习积极性。

然而有少数父母表示孩子运动后会比之前更加兴奋，而且难以集中注意力。不必担心，这通常是过渡效应。实践表明，休息时或学习中运动最初会导致大多数孩子兴奋过度，但这种情况在经过一段适应时间后就会消退。

4.7　制订家庭作业计划

你已经在本章了解到了多动的孩子在以下情况往往可以更好地集中注意力和进入学习状态。

- 被限制写作业的时间；

- 定期休息；

- 找到理想的学习场地；

- 被允许学习时活动。

此外，当孩子有了明确的目标，并懂得该如何一步步达到目标时，学习会更有效率。这得益于制订结构合理的任务表，如：

- 算术（约15分钟）

- 休息：蹦床5分钟

- 朗读（约10分钟）

- 休息：听一首喜欢的歌

- 单词（约5分钟）

晚餐后

- 复习听写中的难点部分

- 和爸爸一起收拾书包

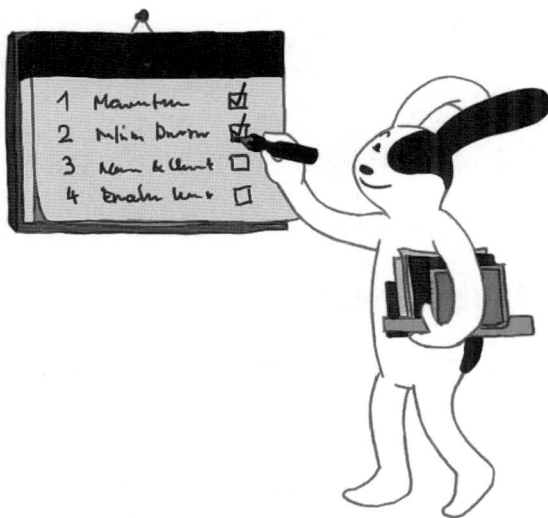

有很多小窍门能够激发孩子的学习动力以及提高其注意力。例如：

— 将作业划分为几个小部分，让作业总量一目了然；

— 考虑到注意力集中水平会逐渐降低，安排任务时确保任务量按照由多到少排序；

— 在任务表中标明休息的时长会使孩子更易遵守规定；

— 不同类型任务和学科之间的切换能够防止孩子感到无聊，而且还有助于改善他们的记忆力。

每天花5~10分钟的时间制订计划是非常值得的，这样孩子就会很少出现瘫坐在书桌前无法进入学习状态的情况。如果没有计划表，他们会坐在书桌前被各种想法折磨，如"我不知道从哪里开始！""有这么多，我永远都不能完成！"……

明确的任务和目标能够减少孩子的无助感，使其能够更独立地学习，同时也减轻了父母的负担。一位单亲职业女性讲述道："我是全职工作，因此只能让儿子独立完成大部分的家庭作业。从前段时间开始，我每天下午在工作间隙给他打电话，花5~10分钟和他一起计划和安排当天的家庭作业。从那之后，他的学习效率高了很多。"

一段时间之后，孩子将完全能够自己制订计划。大家将在第7章

"我的孩子没有条理，很健忘"中了解到如何培养孩子的这种能力。

💡 **小贴士**

每周都要和孩子制订计划，按照明确的顺序安排作业和休息时间，所以你需要了解孩子完成作业大概花费的时间，以及哪天需要完成哪些作业等，从而激励孩子形成自我负责的态度，增强其自我管理能力。

你的作业				今天		
周日 6月20日	周一 6月21日	周二 6月22日	周三 6月23日	周四 6月24日	周五 6月25日	周六 6月26日

学单词

写作文

活动

阅读

学数学思考题

一旦做好规划就可以开始执行每日计划表了。孩子需要明确他什么时间该完成哪些作业，什么时候开始休息，以及何时应该做完家庭作业。计时器可以督促孩子在规定的时间内集中注意力完成作业。

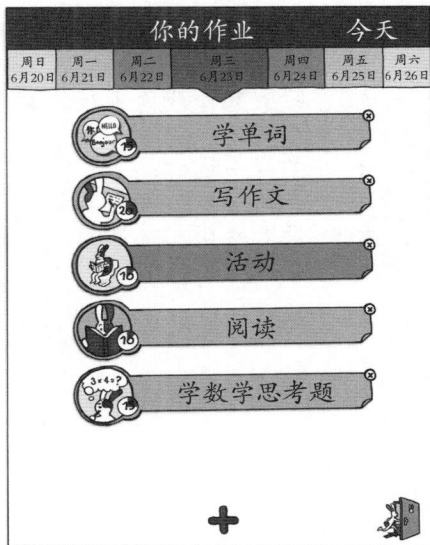

4.8　要点概括

为了让孩子学习时注意力更集中、学习过程更顺利，父母可以和他一起：

★ 在学习时听音乐；

★ 选择一个几乎不会产生情绪干扰的学习地点；

★ 限制家庭作业时间；

★ 在开始觉得很累之前穿插一些短暂的休息时间；

★ 在写家庭作业前进行体育活动；

★ 在学习中运动；

★ 制订家庭作业计划表。

⟲5 我的孩子完全没有学习动力

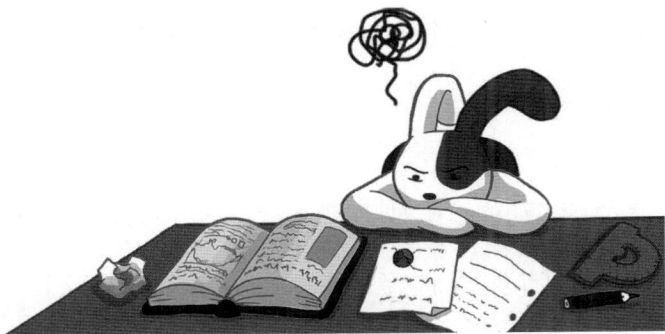

　　对于几乎所有多动的孩子来说，学习动力都是一个问题。本章，我们会阐明以下问题：多动的孩子的哪些特点会导致学习动力不足？他们对动力的感知有哪些与众不同的地方？我们可以如何利用这些特点？

　　多动的孩子比其他人更加强烈地生活在"当下"，他们受到当前情绪状态和兴趣的强烈影响。因此，如果他们天生对某一领域感兴趣，就能够培养出巨大的学习动力和毅力；当他们不得不为了实现某个长远目标而做一些无聊或不愉快的事情时，就会表现得极其为难。

多动的孩子对学习动力的感知存在特殊性。有研究在成像技术的帮助下证实：多动症儿童大脑中对"奖励"进行感知的重要区域发挥的作用较小（Carmona et al，2009）。

给专业人士的提示

此处的"重要区域"指的是纹状体和伏隔核（出处同上）。此外，这些区域的多巴胺活动似乎也发生了变化（Volkow et al，2011）。

总而言之，多动的孩子对"奖励"的感知不太能够通过父母许诺日后会给予他的某个奖励而被激活（Scheres et al，2007）；与其他孩子相比，他们更注重即时和持续的奖励（Aase & Sagvolden，2006；Antrop et al，2006；Tripp & Alsop，2001；Tripp & Wickens，2008）。

有的父母很难理解这种特殊性，他们希望孩子明白，学习是为将来做准备，并且会用这样的话语来教育孩子："你学习是为了自己，而不是为了我！这关系到你的未来。"作为成年人，父母明白这个道理，所以希望能够激励孩子认真对待学习，使孩子发自内心认为写家庭作业是有意义的。然而，这仅仅是一个虔诚的愿望。这就好像为了退休后能拥有丰厚的存款而在今天放弃自己想要买的东西，这对于大多数成年人来说也很难做到。因此，对孩子来说，今天玩得开心比两个星期后考个好分数更重要，这并不难理解。

我们还注意到，多动的孩子拥有敏锐的"没用的东西探测器"。无意义的家庭作业会立即被他们视作"没用的东西"。当其他孩子因为遵守规矩而乖乖完成作业时，多动的孩子则会发问："为什么我需要完成这个作业？为什么我需要学这些没用的东西？"

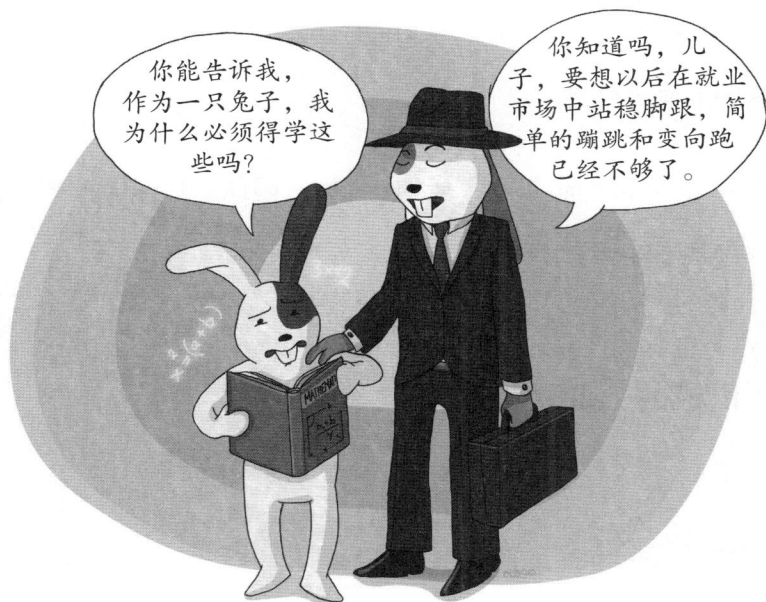

如果你与孩子进行争论，你是会输的。本章，我们会向你介绍一些可利用的"动力来源"。根据孩子的具体情况，我们在以下方面获得了良好的经验。

• 在学习中用积极的信号给予孩子即时的奖励；

• 挖掘孩子的社交优势；

• 适量使用有意义的奖励；

• 利用孩子的雄心壮志和竞争天性；

• 系统地训练孩子的意志力和自律性；

• 将学习安排得更加有趣，积极建立起孩子对某一学科的兴趣；

• 以及我们已经讨论过的——有意识地安排孩子的休息时间和自由空间。

并非每条道路都能将孩子引向目标。因此，你要尝试不同的方法，找出其中对孩子最有效的方法。

5.1 积极的人际关系信号

给孩子一个微笑

多动的孩子对人际关系信号的反应非常敏感。我们总是会从父母那里听到以下情况。

• "新老师能够接受贝萨特的情况。从那之后，贝萨特就像变了一个人，他甚至期待着上学。"

• "弗洛里安的上一位老师比较年长、严厉、底线明确，同时也很慈祥，她向弗洛里安表达了对他的喜欢。可惜她退休了。现在这位新的年轻女老师心意也挺好，但就是不能给孩子安全感，没有条理，有时声音也很大。跟她在一起的时侯，弗洛里安几乎无法集中注意力。"

• "松娅的老师对我说：'松娅能学会安静地坐着并认真听讲，我保证！'可是我注意到，女儿每周回家时都会更加郁闷，还越来越频繁地说肚子疼，甚至问能不能待在家里不去上学。"

所有的孩子都会从与老师的良好关系中受益，但多动的孩子更希望有人对他们进行充满爱意的指导。这也适用于在家学习和写家庭作业。

在研讨会上，我们感受到多动孩子的父母是非常善解人意和充满爱心的，他们大多数都与自己的孩子有着密切且良好的关系。然而，面对学习和写作业的情况，这些父母和孩子之间的关系会比平时紧张得多，同时孩子也能敏锐地察觉到这种差异。

有些孩子甚至会感觉他们有两个母亲或父亲：热情、欣赏自己的母亲和"家庭作业女巫"；善良、幽默的父亲和"数学暴君"。这种感觉父母也有，他们说："假期和周末的时候和孩子在一起很美好，但是一涉及到家庭作业，孩子就会把我气疯！"

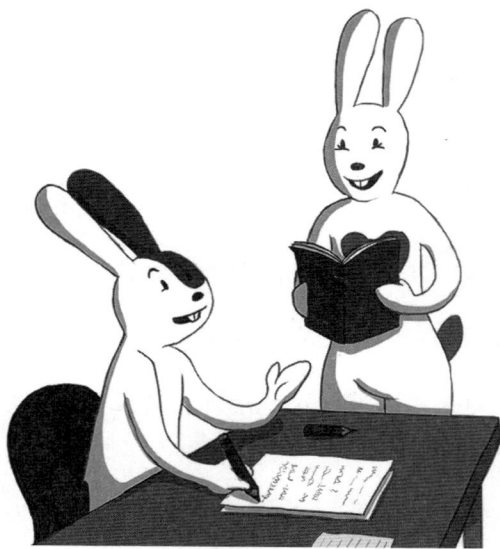

因紧张关系而产生的负面情绪在大多数情况下都与学习有关，父母与孩子共同学习对亲子关系造成了越来越多的威胁。长此以往，孩子不仅想避开无聊的家庭作业，还会想逃离"家庭作业女巫"或"数学暴君"。

相反的，当孩子专心学习时，你给予的每一个积极的关系信号、每一个微笑、每一个爱的抚摸都会让他在第二天更容易再次投入到学习中。渐渐地，学习就会与积极的关系体验联系在一起，孩子的学习积极性也会不断提高。

当你内心不安或感觉受到挑衅时，还要以欣赏和温暖的方式面对孩子，这几乎是超人类的要求。因此，我们建议大家先阅读第3章"我们经常因为家庭作业争吵和流泪"，创造出良好的外部环境。如果你觉得自己已经遭受了太多的伤害，例如孩子在做作业时狠狠地咒骂了你，那么（先）由另一个人辅导孩子学习会更好。

你可以这样来表达赞赏

在学习时，孩子越是能感受到你的赞赏和温暖，他们就越容易投入到学习中。需要注意的是，一定要等到孩子真正在学习的时候，再见缝插针地发出赞美的信号；如果你在孩子与你争论或看向窗外时表现得热情而亲切，那么可能会产生与你的期待完全相反的效果。

对孩子微笑

如果辅导学习的人就在附近，孩子在学习时就会不时地抬头看，此时他们看见的那张脸上的表情是非常关键的。脸上看起来严肃、紧张吗？还是担忧、无聊？或是保持关注和愿意提供帮助？正是这一点决定了孩子是否会继续专心学习或者情况是否会逐渐变得越来越糟。此时向孩子点头示意或给予一个微笑，就是在向他发出信号："你做得对！一切都很好，继续保持！"而向孩子皱眉则意味着："出问题了！"，这通常会使得孩子立即暂停，并问道："又怎么了？！"

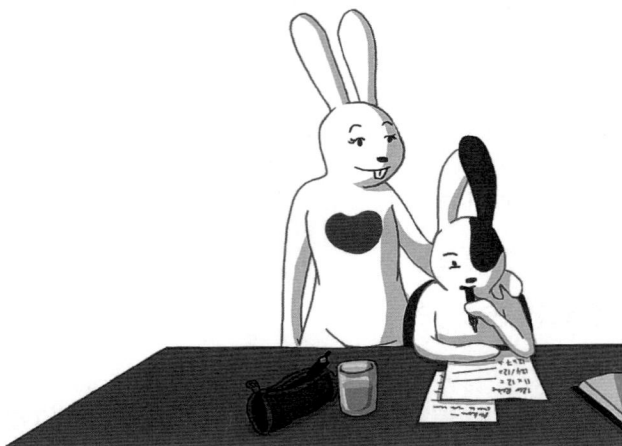

用抚摸的方式鼓励孩子

你可以在孩子专心学习的时候走过去，用手摸摸他的头（对低年级的孩子尤其适合），或者把手放在他的肩膀上、对他点头。这是你在发出信号："我看到了你的努力，我一直都在。"不知不觉你就创造了一个充满支持和鼓励的氛围。

用零食给孩子一个惊喜

当你在孩子学习的时候为他提供一些零食，孩子也会感受到你的关注和支持。当孩子已经在较长时间内（例如10或15分钟）集中注意力学习了，你可以在一旁摆上点心和饮料，并说道："嘿，作业小能手，别忘了休息一下。"

坐在孩子旁边

当孩子学习时，你可以坐在他旁边看书，在同一张桌子上处理电子邮件或叠衣服。这是你在向他发出信号："我喜欢和你在一起，我享受我们之间的亲密关系。"但这样做的前提是孩子能够独立处理较简单的作业。

大家可以在我（作者菲比恩）的另一本书——《与孩子一起学习——给父母的具体策略》（*Mit Kindern lernen. Konkrete Strategien für Eltern*）（2016）中了解到一些提高儿童独立性的小方法。

5.2　利用孩子的社交优势

很多多动的孩子有着强烈的社交倾向，并且非常乐于助人。父母可以充分利用这方面的优势！当这些孩子学习某些内容不仅仅是为了记住它，而是为了给别人讲解时，我们便能发现他们是多么地用心。这时，社交因素就赋予了学习新的意义。

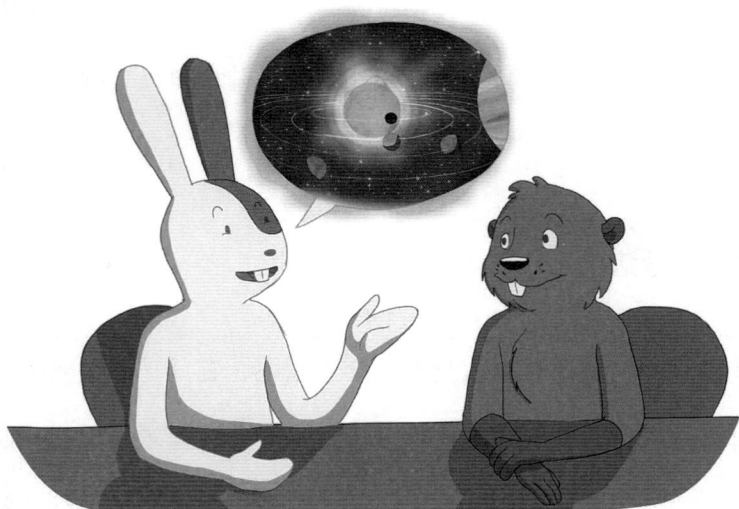

　　当孩子以小组为单位进行考试前的复习时，他们会产生这样的想法："我的队员们都指望我呢，我的贡献多么重要！" 因此，"为什么我必须学这些没用的东西！"很快就转变为"我答应了艾瑞要把这部分内容总结一下，周三给他解释一下这里面的要点"。这种与他人达成的协议以及某些任务的"小期限"，让孩子产生了必要的紧迫感，使其能够克服内心的懒惰。或许你的孩子在下次备考时可以与朋友组成学习小组，或者他可以帮助一位同学备考比较薄弱的科目。这样就会一举两得：通过用自己的话解释和理解学习的内容，孩子学到的知识会更加牢固，学习效果也会比独自翻阅书籍和"被动吸收"好得多。

案 例

共同的使命

上学时我（作者菲比恩）的物理成绩起初很差，但社交方面的强项却成了我物理学习的"救命稻草"。

我最好的朋友在物理、化学、语文这些科目上成绩都很差，所以如果他不能至少学好其中一门课程的话，他就要留级了。于是我们就开始一起补习物理。老师总是批评我俩，我们也不喜欢这个老师，想向他证明自己。突然之间，物理学习不仅仅与无聊的公式和计算相关，还关乎我们的尊严。我们拥有了一个共同的"敌人"和共同的使命，这为学习一门枯燥的学科提供了最理想的条件。我俩一起努力，物理成绩逐渐从不及格到高分，这让我们的老师疑惑不已。

5.3　用小奖励让学习"甜蜜"起来

很多教育纲领都建议采用奖励的方法来激励多动的孩子，例如孩子可以积攒积分，日后用积分来换取奖励。尽管有不少研究表明该方法有效且推荐使用，但我们仍然持怀疑态度，原因是多方面的。

很多父母告诉我们，他们已经开始使用这种方法，并取得了惊人的成功：他们事先与孩子达成奖励协议，并规定好获取奖励的物品或活动所需的积分数，在这之后，孩子便发生了极大的转变，明显地在努力完成规定的任务。

然而，这种方法在成功的开端之后往往会产生这样的情况：奖励制度的效果逐渐消失，为了保持它的吸引力，父母必须要与孩子不断协商投入新的奖励。此外，很多家长还反映说，随着时间的推移，孩子会不断地询问："我能得到什么奖励？"他们已经习惯做任何事情都需要得到额外的奖励，并且越来越不主动做家务、学习或帮助别人。一旦奖励制度被取消，孩子会产生很强的挫败感，他们努力学习的意愿也会比以往更低。

很多家长在使用这种积分奖励制度后，很快就会觉得自己像是需要忙于管理该制度的会计。此外，如果兄弟姐妹之间因为奖励不平等而产生争执的话，父母又要花费额外的精力去调解。

如果让孩子习惯做任何好事就会立即得到奖励，那么父母就很难培养出孩子的自律性。但是有节制地、合理地使用奖励是完全没有问题的，有时一些小玩意儿或者免费的东西反而更让孩子心生向往。

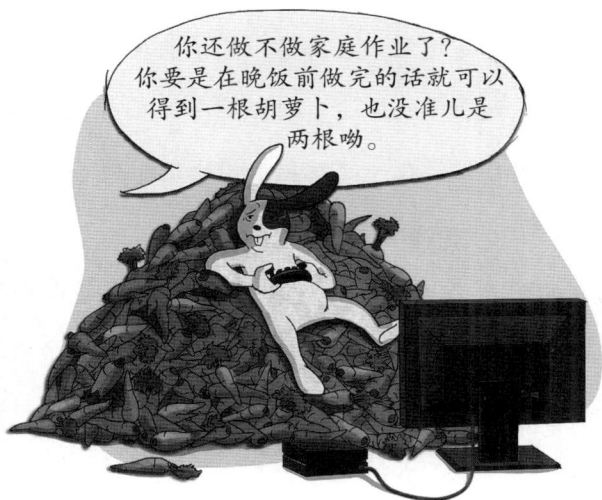

案例

小奖励，大作用

桑德罗的父亲不会想到，和儿子一起玩耍会如此显著地激励他认真完成作业。

他们通过限制家庭作业时间和增进相互理解成功地减少了父子俩每天在家庭作业上的斗争，而且桑德罗的学习也顺利了很多。当他再次出色地完成作业后，父亲说道："嘿，现在和你一起用这种方式写作业真不错。你刚才写得很快，才花了45分钟，现在才6点！我们离晚饭还有30分钟，来下盘棋吧！"

当这位父亲看到儿子闪闪发光的眼睛时，他既惊讶又感动。

从那时起，他意识到一定要多与儿子共度如此美好的时刻。桑德罗也发现，如果他能快速、配合地在晚餐前完成作业，他就可以有更多时间与父亲在一起玩耍。慢慢地，他甚至能在父亲下班回家之前就完成一些较简单的作业了。

桑德罗的父亲后来表示，过去他们父子之间存在着很多矛盾，那时的他根本无法想象自己居然还能拥有和孩子在一起的无忧无虑的时光。

弗洛里安在拼写方面有很大困难。老师向家长指出了这一点，并要求家长监督他经常练习大、小写字母。

家长利用了一个小奖励让弗洛里安同意每天练习10分钟拼写。由于弗洛里安不愿意早早上床睡觉，所以母亲问他："如果你能晚睡15分钟的话，你愿意从空闲时间中抽出10分钟来练习拼写吗？"同很多孩子一样，对弗洛里安来说被允许晚睡也是一件很特别的事情，足够用来强迫自己做拼写练习了。

对罗蕾娜来说，最能激励她的是学习计划中的短暂休息。她把闹钟设定为每15分钟响一次。闹钟一响，她就暂停学习，并奖励自己听一首喜欢的歌曲。她说："对我来说，音乐是最理想的奖励，因为它能让我立即拥有一个好心情，帮助我继续学习。"

我们都知道老师的奖励对孩子有多大的激励作用，即使只是获得一个"勤奋小太阳"的标志或一张小贴纸，都能极大地鼓励他们。

直到毕业考试，我（作者菲比恩）的拉丁文老师仍坚持使用"贴纸法"——考试只错一个的同学能得到人人向往的贴纸，而且这位极其讨人喜欢的老师还会在给我们贴纸的时候眨眨眼睛鼓励我们。我们还会饶有兴致地互相打听："你的是什么贴纸？""一只独角兽！你的呢？"

5.4 利用孩子的雄心壮志和竞争精神

研究表明，很多多动症儿童具有明显的竞争意识（Carlson et al，2002）。当涉及竞争时，多动的孩子会产生前所未有的激情，任何方面的比较都会激励他们，例如排名、成绩统计、进步表格等。

家长可以充分利用孩子的这一特点，但要注意的是，孩子应该与自己过去的表现进行比较，而不是与他人比较。要超越的应该是自己的最佳成绩，而不是别人的成绩。想要超越其他人往往会导致竞争性思维，从而让孩子产生嫉妒、自私、焦虑等不良情绪。

这两个因素对孩子的激励效果尤为显著：对进步的感知和制造紧张感。

当进步变得可衡量时，孩子就会直接感知到自己取得了进步。你可以时不时地给孩子录视频，记录下他朗读、说外语、练乐器的过程。孩子常常会对自己在几个月内取得的进步感到非常惊讶。

你也可以使用进步表格，例如每月记录一次孩子完成的计算题数量，或在10分钟内记住的单词数量，这同样有激励作用。

如果设计一个完成家庭作业的活动轨迹，那么孩子就能直观地看到自己完成家庭作业的过程。例如，他从厨房开始做第一部分作业，然后稍作休息，再移到客厅进行第二部分作业，最后在自己房间完成剩余的部分。需要注意的是，正如第4.7小节"制订家庭作业计划"所述，越临近尾声，家庭作业越要简单。如果家里空间不足的话，可以用"棋盘游戏"的形式完成家庭作业：完成一项或一组任务后，孩子可以将棋子移向下一步，直至终点。

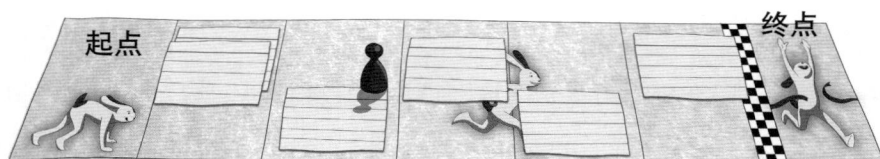

有研究认为，可以通过增强对当前情形的紧张感来提升多动症儿童大脑某些区域的活力（Ratey & Ratey，2008；Roberts，2012；Zentall，2005）。

通常情况下，"时间压力"和"紧张气氛"对增强多动的孩子的紧张感的作用尤为显著，因为他们通常对时间压力很敏感，紧张的气氛也能提高他们的积极性和注意力。

制造时间压力

要让时间压力产生激励作用，必须让孩子学会自我施压，诸如"快写，继续！"这样的句子所施加的外部压力反而适得其反，往往会导致孩子作业完成得更慢甚至完全放弃学习。在此意义上，孩子自己施加时间压力或许更应该表述为"挑战"。

作为家长，你可以这样问他："你要花多长时间才能记住这10个单词？你是说10分钟吗？哇，我还以为你至少需要15分钟呢！那就让我看看你到底有多快。我给你计时。准备好了吗？"那么孩子在学习另外10个单词的时候可能会尝试打破自己昨天的纪录。

有些孩子喜欢和父母比赛，看谁能更快完成40道乘法计算题。一开始，父母可能更快，但经过两周或四周的训练后情况会如何？这种方法尤其会对男孩产生很好的效果，因为他们会对能赢过父母感到非常满意。

一些父母是把孩子的学习任务变成挑战的高手。他们能够通过提出以下问题轻松唤起孩子的斗志。

- "你能在喜欢的节目开始前完成语文卷子吗？"

- "第一次听写你错了15处。你再冷静地看一下。我打赌，下次再听写的时候，你一定能把错误减少到10处。"

- "哦，这本书是为年龄更大一些的孩子准备的。它特别厚，字又小。你真的能把这本书啃下来？"

- "这道题我现在也不明白。要不要比比我们谁能先解答出来？"

制造紧张的气氛，放飞想象

扮演不同的角色可以增强情境的趣味和紧张感。

你的孩子是否拥有着生动的想象力，能够让自己沉浸在想象中？你可以将孩子的这个美好品质作为其学习动力的来源。你可以让孩子思考一下：什么样的人会对这个任务更感兴趣？

做算数题时，孩子可能会把自己想象成一家公司的总会计师，或者是一个有钱有势的大老板在计算着自己应得的利润；做枯燥的物理题时，他可能会代入美剧《生活大爆炸》里酷酷的物理学家的角色；面对令人讨厌的化学问题时他可能会穿上白大褂，假装在灾难前通过解决这些问题拯救世界；做语法练习时，他可能会想象自己是《星球大战》中的"绝地大师"尤达，能够用内在力量克服巨大的挫败感；

学习社会学时，他可能会想象自己是一位电视节目主持人，能考虑到问候语、台风以及相关的一切内容，而不是在考试的时候傻傻地发呆，学习结束时还可以回答家人作为观众提出的问题……你和孩子也可以在他作业写得不顺利的时候玩《谁能成为大富翁》①的问答游戏：你们面对面坐着，你假装"输入"孩子给出的答案，他每答对一个问题就更接近想象出的一百万元的目标。

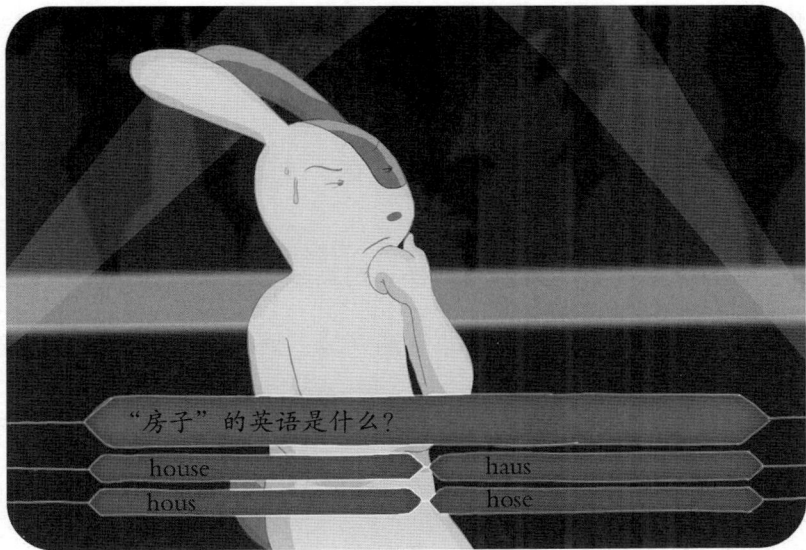

"房子"的英语是什么？

house   haus

hous   hose

想象是无边无际的！ 一位母亲告诉我们，她的女儿把历史课要考的重要日期融进了一个小话剧中，女儿给家人分配角色、安排站

---

① 《谁能成为大富翁》是一个源自英国的电视竞猜节目，在世界多地流行。参赛者需要连续正确回答 15 个
  4 选 1 的选择题。若全部答对，则可以获得一笔巨额奖金。——译注

位，并承担了修改剧情的任务。这位母亲说："过程中经常会出现一些有趣的情况，就像在看一部即兴话剧。"

富有想象力的学习能使多动的孩子克服内心的学习障碍，因为学习突然之间就变成了一个游戏、一个谜题或一个电视节目。有心理学研究表明，穿上相应角色的服装（如白大褂、商务装）甚至也能让成人提升选择性及持久性注意力，更好地进行抽象性思考（Adam & Galinsky，2012；Slepian et al，2015）。

5.5 积极地培养孩子的兴趣

正如我们之前多次阐述的那样，如果多动的孩子拥有内在动力，即他们本身对某个学科或领域非常感兴趣，那么他们的注意力缺陷问题就会有所减轻。很多人认为一件事情有趣与否是其固有属性，但我们仔细观察就会发现，是否有趣的关键在于人们是否对它感兴趣。因此，兴趣更多地是与人，而非与事物本身相关，是可以通过后天培养的。

在介绍与孩子共同寻找某学科趣味的方法之前，我们要提醒大家：这条路很难走，需要时间、毅力以及孩子的配合。但想长久地提高孩子学习的积极性，这是最可持续的方式。因此，如果能在小范围内或单一科目上实现这一点就已经很成功了。

对孩子的学习内容表现出兴趣

兴趣是能够互相影响的。你可以用不同的方式向孩子表明你对他的学习内容很感兴趣，例如可以经常让孩子看见你在翻阅他的历史书或科学书。这样做一石二鸟：一方面，你能向孩子传递出"你觉得这门学科很有趣，而且很重要"这一信息；另一方面，当孩子看到你阅读他的教科书时，好奇心就会被激发出来，前提是他不会把这一行为看作是你对他的监督或对隐私的窥探。孩子或许会问你在看什么，以及为什么要看他的书。这时你就可以就这门学科同孩子进行一些有趣的谈话，例如询问孩子是否了解法国大革命、臭氧层空洞、电力学等。要知道，同孩子谈论什么话题并不重要，重要的是你的态度——"这听起来真有意思！我也想学。关于这个问题你知道什么吗？这里有一些地方我不明白，你能给我解释一下吗？"当孩子发现他们眼中聪明的成年人也不是无所不知的时候，往往会很惊讶，但也会很开心，因为他们享受自己比父母更博学的感觉，甚至希望能够有机会教育父母。

总而言之，父母和孩子共同探讨某个话题，既能有效地增进亲子关系，也能积极地培养孩子的兴趣。

兴趣能让不爱阅读的人爱上阅读。一位父亲告诉我们，他的儿子卢卡斯在阅读方面存在困难，只喜欢看电视。如果可以的话，他能看一整天电视剧《雅卡利》（*Yakari*）（讲述的是淘气的印第安男孩雅卡利在大草原冒险的故事）。卢卡斯的父亲在网上发现了这个节目有配套的儿童书籍，为了让儿子发现阅读的乐趣，他前往书店咨询了儿童分级阅读的问题，并选择了电视剧《雅卡利》配套书籍中的一本。在接下来的几周里，父亲不断向卢卡斯提议一起阅读这本书，两人轮流朗读。起初，父亲读了大部分内容，卢卡斯只读每行的第一个字。慢慢地，父亲让卢卡斯朗读的内容越来越多。当卢卡斯不再感兴趣时，父亲并不是把书放在一边，而是会自己多读几行内容。父亲的皱眉、低笑和及时的评论——例如："噢，太紧张了！""天呐，好险！"——常常让卢卡斯饶有兴趣地重新听故事，然后他又会想跟着一起读书了。

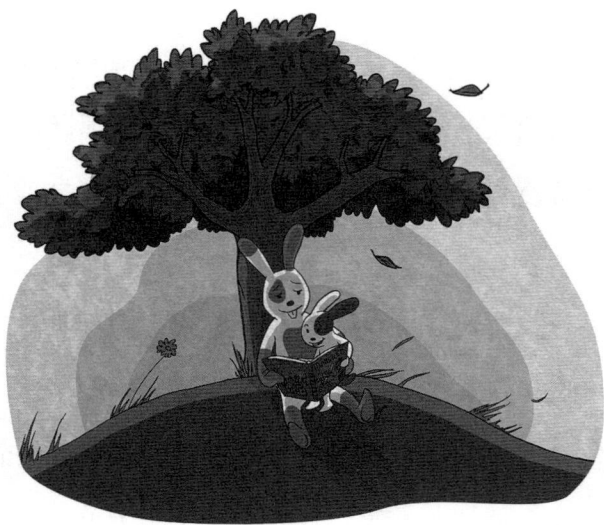

有时，我们也可以通过讲述"过去的故事"引起孩子对某个学科的兴趣。我（作者斯蒂芬妮）最近在辅导7岁的侄子练习书写时明显感到他心不在焉，于是我告诉他作业本上的一些字母看起来很滑稽，和我以前在学校里学的不一样。我给他写了几个单词，侄子显然被我写的"有趣的a"和"奇怪的z"所逗乐。他写了一个单词，戏谑地问我："你认识这个单词吗？你当年学写的是什么样的？"于是，枯燥的书写练习就变成了一个游戏。

或许你也可以饶有兴趣而不是带有探究或考察目的地问问孩子某个科目现在是怎么教的，并告诉他一些你学生时期的情况，孩子对此通常都会很感兴趣。

敢于尝试新方法

如果我们想帮助孩子积极地培养兴趣，那么我们就需要让他们对学习内容产生新的认识。因此，我们必须有意识地摆脱教科书、学习目标以及考试内容的一些限制，扩大孩子的视野。你可以与孩子一同提出这个问题："这究竟是关于什么的内容？目标是什么？"

孩子可能会注意到，语法练习、词汇填空和听力理解最终都是为了掌握一门外语。例如学英语的目的是能够听懂英文对话，并能用英语进行口头和书面表达。这时，你可以和孩子一同思考：实现这个目标最有意思的方式是什么？

有些家长经常借来原版DVD，与孩子一起看有字幕的外语电影；有些家长为孩子提供关于他们兴趣爱好的书籍，或一起去图书馆；还有些家长鼓励孩子结交外国笔友，为孩子寻找外语语伴，安排孩子去国外待一段时间，或参加外语夏令营等。

也许你会发现孩子更愿意以小组为单位，和小伙伴一起学习比较薄弱的学科，同时和你讨论学习伙伴的合适人选。或者你们可以寻找一个在线平台，一起看看录好的教学视频。

如果我们鼓励孩子观看相应的科学实验视频，或者参观科技馆时将干巴巴的理论转化为具体实践，那么即使是枯燥的物理或化学公式也能焕发新的活力。

有时一些另类的方法也能使某些学科摆脱大家的固有印象。例如，你的孩子对枯燥的历史课本不屑一顾，但是却在有趣的畅销杂志或高质量的纪录片中了解到了那些历史话题的深远意义。

当然，这些方式并不能取代传统的学习、考试和复习。孩子仍然需要牢记词汇和历史考试中的重要日期，以及大量练习计算题。

尽管如此，一旦兴趣的火花被点燃，就会产生燎原之势。大多数孩子在产生兴趣后就会更容易学习"较枯燥的内容"。同时，他们也会将枯燥的新内容与自己已经获得的知识联系起来，这大大提高了记忆效率。

提示

在本章中，我们已经介绍了一些增强多动的孩子的学习动力的方法。如果你感到信息太多了，有点不知所措，我们会给你提供喘息的机会。我们并非要使孩子的每一节课和每一科目都充满乐趣和刺激感，而是希望为大家提供一个"应急包"。当学习进展不顺利时，你和孩子可以随时利用其中的一些方法。因此，我们将最重要的内容留在了本章的最后。

5.6　意志力和自律能驯服内心的"魔鬼"

父母常常忙于让孩子对学习产生兴趣，而忽略了重要的一点：说服自己做不愿做的事情是成功不可或缺的能力。

我们有多少次宁愿躺在沙发上玩手机或看电影，也不愿意去打扫卫生、回电话，或辅导孩子做家庭作业？

为了防止陷入混乱而不健康的生活，成年人在日常生活中需要保持自律，而孩子也可以通过家庭作业的训练而获得自律的能力。

为孩子战胜自己的瞬间喝彩

有时孩子尽管对某些任务不感兴趣，但还是会坚持参与，这样的时刻需要我们有意识地去发现。或许他只是抱怨了一下愚蠢的数学题，但最终还是开始写作业了；或许经过多次折腾之后他还是说服了自己静下心来。那么此时就是鼓励他的最佳时机，你可以利用这个机会，走到孩子面前说：

- "嘿，小勇士！虽然你对这次作业不感兴趣，但还是愿意去完成，这真是太棒了！"
- "你又打败了内心的那个坏小孩吧？"
- "你今天克服了很多困难，真的很厉害！你是怎么做到的呢？"
- "虽然你对这些不感兴趣，但还是完成了，这真的需要很大的毅力。"

不断让孩子关注到他战胜自己的瞬间，这会在潜移默化中培养孩子的关键品质——自律。孩子在完成无聊又艰难的任务时会非常不开心，但你的赞赏会逐渐唤起孩子的自豪感，这种积极的情绪会让孩子在将来更容易完成枯燥、费力和烦琐的任务。

改变孩子的自我认识

多动的孩子经常会听见别人评价他们只愿意做自己想做的事，或他们愿意做的都是些不用动脑子的简单的事情，有时人们甚至会说他们特别懒惰。天长日久，这些描述就会像诊断一样渗透到这些孩子的形象中，并可能导致污名化。

这种潜移默化的作用同样适用于积极的评价。 在一项研究中，研究人员对一些随机选择的学生说： "你给人的印象是能写一手好字。"事实上人们很快就会发现，这些学生之后会花更多的时间练习书写，并且写得非常整洁美观（Cialdini et al，1998）。

当积极的评价对孩子富有吸引力，并且这些赞美和鼓励是来自他们喜欢或钦佩的人时，就会产生强大的推动力。例如，你可以有意识地关注孩子在自律方面的表现，并对他的这方面优点作出肯定，以此来激励他更加自律。

当大家都评价孩子"不轻易妥协""敢于迎难而上"时，他或许会产生完成一些困难任务的雄心壮志。

案 例

令人惊讶的认识

我们为弗里堡大学的学生开设了一门名为"不再拖延"的课程，同时也涉及了"自律"的话题。学生向我们讲述了他们写论文和考试复习时的苦恼，并介绍了他们的"拖延战术"——从打扫房间、毫无必要地整理教材，到"只是做一些事情，让自己进入状态"，拖延的形式多种多样。

当时我（作者斯蒂芬妮）还不知道这门课会对自己日后的生活产生什么影响。我看着学生兴致勃勃的面孔，思考着该说些什么，正在这时，突然听到有人说我的名字："我觉得斯蒂芬妮就是一个很好的例子。"

"为什么？"我疑惑地问道，看了看菲比恩，竖起了耳朵。

"有些人会比其他人更难驯服内心的'魔鬼'，但是斯蒂芬妮却做得极好，而且特别勇敢。当我还在不断纠结的时候，她就已经着手开始一些烦琐的任务了。有时，当我又面临困难的任务时，我就会想一想斯蒂芬妮会怎么做，或者想象我要和她一起完成这项任务，这样情况就不那么糟糕了。"

这个观点完全出乎了我的意料。我从未认为自己是一个特别自律的人，相反的，我在儿童和青少年时期甚至比较没有条理和健忘。

这些话对我的影响持续了很久。从那之后，我会有意识地去发现生活中各种需要自律的情况：辛苦地更新公司网站、彻底的春季大扫除，或者在漫长的工作日后振作起来去健身……这些任务突然变成了证明我"勇敢"和"自律"的机会，同时也能够检验"我是一个能够战胜自我的人"这句话是否真的适用于我。我的斗志被唤醒了，内心的"魔鬼"变得比以往任何时候都更易驯服，我甚至为自己"新发现的强项"而感到自豪。周围的人很快就感受到了我的改变，我的爱人甚至怀疑我在他不知情的情况下雇了一个清洁工……

当人们关注到某项能力的时候，就会对这项能力的后续发展印象深刻，会在日常生活中更注重它，并做出与之相应的行为。对大多数孩子来说，将别人对自己的新评价融入自我形象认知中需要一段时间，因此父母需要每隔一段时间就做出一些小提醒，以免孩子会忽视别人对自己诸如"勇敢""不轻易妥协""具有勇士精神"之类的评价。

也许你的孩子在发掘自己完成困难任务的坚毅品格时，也能找到无与伦比的快乐和成就感。

5.7　要点概括

当你想要提高孩子的学习积极性时，可以：

★　在孩子学习时发出积极的关系信号，如一个肯定的微笑或一个短暂的触摸；

★ 在孩子做家庭作业时给他一个惊喜，让他吃点零食；

★ 和孩子坐在一起，做一些自己的工作；

★ 鼓励孩子与朋友组成学习小组；

★ 在孩子完成作业后，和他一起玩游戏或提供一些其他奖励；

★ 让孩子看到自己的进步；让孩子在比赛中挑战自己；鼓励孩子在学习中扮演一些角色，以此来营造紧张兴奋的气氛；

★ 对孩子的学习内容表现出兴趣并向他提出相关的问题，以此来激发他的兴趣；

★ 运用一些有趣的学习方式，例如观看令人兴奋的视频、有吸引力的杂志、外语书籍或连续剧，参观博物馆，以及参加外语营地活动等；

★ 以身作则，使孩子克服日常生活中的困难，培养其自律的品质；

★ 在孩子完成了困难的任务后，称赞他"是一名勇士"或"拥有锲而不舍的精神"。

⑥ 孩子学了那么多，但还是什么也记不住

一些多动孩子的父母不仅向我们讲述了他们与孩子在写家庭作业时产生的冲突，还讲述了孩子在备考复习时令人沮丧的学习经历。以下这些表述很典型：

- "他今天记住了，明天又都忘了。"

- "他在做听力或阅读题时总是分心。"

- "他读完一篇文章之后什么也没记住。"

- "他根本不知道自己是否已经为考试做好了准备。"

这些说法与以下的科学研究结果以及专家的观察一致：

- 受多动症影响的儿童往往在记忆方面存在困难，他们需要更多的学习和练习才能掌握一项技能，例如拼写规则的运用。

- 许多受影响的儿童在听觉方面表现异常，他们经常在

倾听的时候难以接收和记忆信息。

• 受多动症影响的儿童如果单纯使用被动的学习方法，例如只是阅读文章，那么他们往往会更快地分心。

幸运的是，现在我们已经知道一些能够使这些孩子更有效地学习的方法。本章，我们将向你介绍这些原则和方法，让孩子更快地记住学习内容，并在大脑中保留更长时间。当多动的孩子——

－ 在学习时运用视觉渠道将有很大好处。在本章中，你将了解到这种方法非常有助于词汇学习和文本理解。

－ 将学习内容分成几个小部分，并且知道如何正确地复习时，他们就能更快地记住学习内容。如果专注于某个方面并且长期练习，直至不假思索就能完成相应任务，那么他们就能更快地获得相应的能力。

－ 尽自己的最大能力积极学习并运用不同的方法时，例如听课的时候做笔记或阅读时进行深入的思考和想象等，他们能更好地集中注意力。

为了更好地理解我们将要介绍的学习方法，就要让大家了解一下大脑是如何工作的。

我们发现孩子对人类大脑在学习时的工作机制非常感兴趣。经验表明，当他们了解之后会更愿意尝试新的学习方法。例如，当他们了解到，重复某个行为将会加强大脑中神经细胞的连接，他们往往就会更愿意进行那些让人厌烦的重复性学习。

6.1　我们的大脑

大脑的结构

我们的大脑是由叫作"神经元"的神经细胞构成的。每个神经元由一个细胞核、一个细胞体以及从细胞体延伸出来的"分支"即树突、轴突组成。

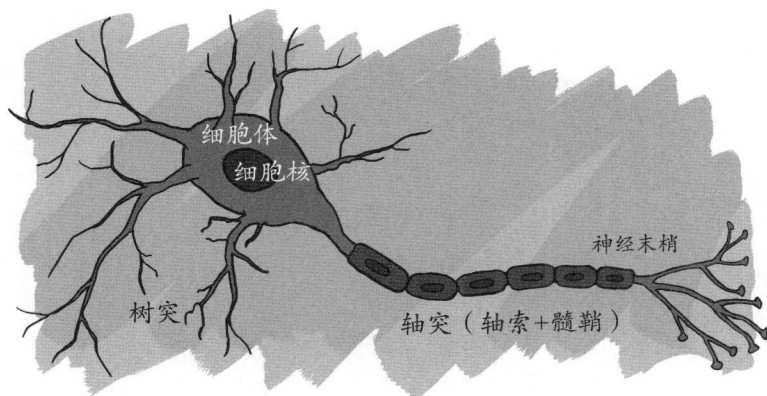

大脑如何学习

当我们学习时，大脑会产生一些有趣的现象：它一直在变化！神经细胞之间会产生一些新的连接，现有的部分连接会得到加强，而有些连接则会减弱。在这个过程中，那些被同时激活的神经元会与彼此连接起来。

简单来说，人们可以这样想象：当人们看到3+4的计算时，有一些神经细胞就会变得活跃起来。于是，孩子就会计算3+4，得出答案7。此刻，代表结果7的神经元被激活了。如果计算3+4和结果7同时被激活数次，那么就产生了连接。随着时间的推移，人们只需要看一眼3+4的计算就会知道结果是7。

如下图所示，这些连接是由某些细胞的突触与其他细胞对接后形成的。

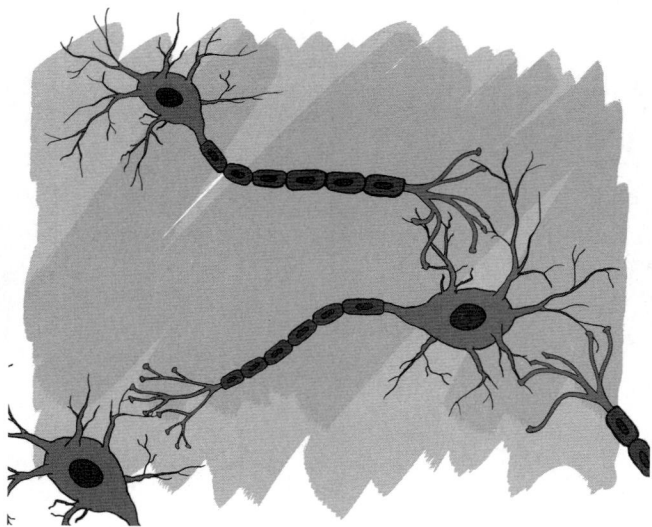

产生连接之后的细胞便可以交换信息：一个细胞首先会发送一

个小的电脉冲，当它到达突触后就会释放出信使物质，即神经递质，并流动至邻近细胞。当神经递质被释放得足够多时，就完成了信息传递，并在接收细胞处产生电脉冲。

只有计算题目（如3+4）和结果经常被同时提到或读到，并且不断重复加强两者的联系时，我们才会反映出来结果是什么（如7）。

因此，每一次重复都会让连接变得更加紧密，同时也会形成更多其他的连接，释放更多的信使物质。下图就说明了这个过程：

连接越紧密，

• 人们越容易记住；

• 记忆持续的时间越长。

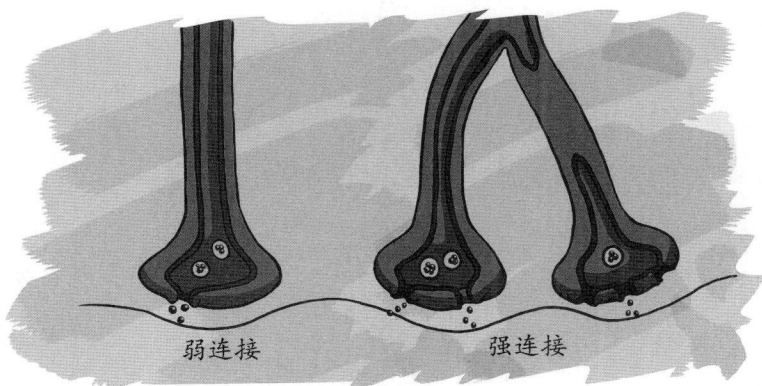

弱连接　　　　　强连接

你可以给孩子看看这些插图，向他解释道："每重复一次，大脑中的连接就会加强一次。"孩子甚至可能自己就会发现，这种连接越强，他就越容易记住一些东西，而且越不容易忘记。我们还可以形象地解释说重复就像是对大脑进行的一种力量训练。

重复的行为越频繁就会越有效。你可以这样指导孩子："我们不要等到第一次弱连接消失之后再去重复，而是要通过及时的练习让这种连接变得足够强大和牢固。"

除了对学习内容进行定期的复习之外，还有一种"适脑型学习方法"，即多感官学习。我们的大脑被划分为不同的区域，每个区域都有特定的功能。几十年来，神经科学一直在研究人脑的各区域分别负责哪些功能，由此形成了人脑的功能图。常见的功能图如下图所示。

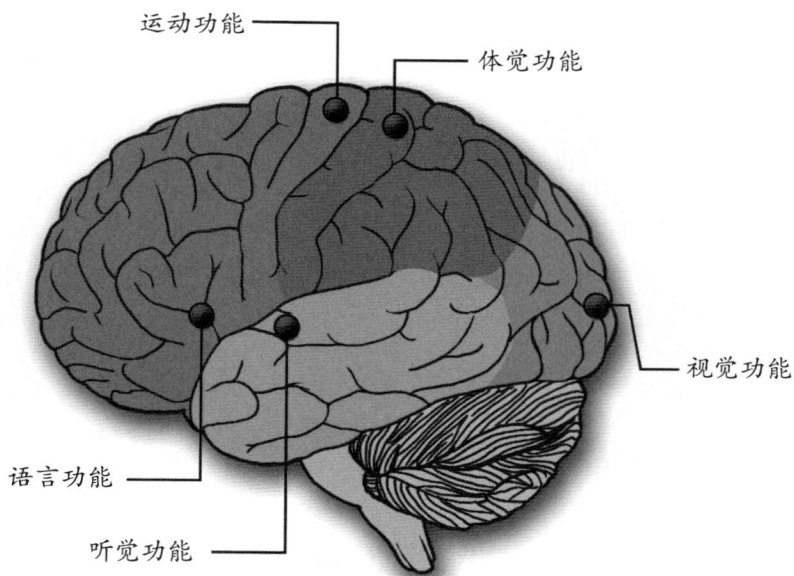

运动功能　　体觉功能　　视觉功能　　语言功能　　听觉功能

我们来回忆一下：当人们"看到"3+4的计算时，大脑中的一些神经元被激活，而当我们"听到"3+4时，其他的一些神经元也会被激活，同样的情况也会发生在我们"说出"3+4时。简而言之，当我们看到、听到或说出计算题目及其结果时，大脑都能产生更多的连接。

大量的研究证实：我们在学习时激活的这些大脑神经元越多，越能更快地记住学习内容，记忆的时间也越长。

你可以给孩子看看这张大脑功能图，并告诉他：同时运用大脑的这几个中枢区域进行学习非常有益。

或许你的孩子有自己的学习方法，能够让自己的整个大脑都发挥作用，但了解人脑各区域的功能肯定会让他更直观地理解：为什么我们在本章介绍的学习策略要运用多种感官渠道。

大脑的选择性记忆

我们的大脑并不想记住所有的东西，而只想吸收对我们而言重要的信息。在记住东西之前它会进行"相关性检查"，它会问自己：

• 这与我有什么关系？

• 我需要这些信息吗？

• 这些内容是否会激发我的正面情绪？

孩子会很容易记住他们点赞、评论或分享的社交网站上帖子的信息，但传统的学习内容很少以这种形式出现。那些认为学习很容易的人通常能够"说服"自己的大脑，让大脑相信这些内容是重要的，而且还能特意制造出学习时的正面感受。

父母能够做很多事情来帮助孩子，让他觉得学习内容是重要的，并将其与正面情绪联系起来。在关于"积极性"的章节中，你已经了解了一些相关方法，例如父母的兴趣、积极的关系信号、表扬以及游戏性且富有想象力的学习方法能够使信息更容易被大脑吸收。

此外，孩子会观察自己的父母，并根据这些观察来判断某些技能或知识是否重要。他们会下意识地问自己：我的父母在日常生活中需要这种技能吗？他们是否认为某些领域的知识是有用的？例如，如果一位父亲对如今瑞士德语区的一些州将法语而非英语作为第一外语的事实进行评论，并一再发表轻蔑的言论，那么他的孩子会更有可能在英语学习上遇到困难。

你的孩子可能也会逐渐发展出"说服"自己大脑的能力，并努力创造出一个积极的学习氛围。请告诉他，尽管他"骗过"了大脑，但是在学习过程中可能还是会遇到很多困难。他的大脑在学习时可能会自我感觉十分清醒、状态良好，并且像干燥的海绵一样不断吸收着知识；但是大脑也有可能会自我感觉很沉重，运转缓慢，甚至是发蒙，这时就必须特别费劲才能记住知识。

我们的大脑"自我感觉"如何与我们向它传递何种信息有很大关系。如果我们告诉自己的大脑，某些内容是愚蠢、无聊、毫无用处的，那么它就会不想要吸收这些知识；相反，如果我们能够"说服"大脑，让它相信这些内容是有用的，那么学习就会变得更容易、更快速。

有的孩子可能会说这样的话："这太无聊了。我为什么要学习这些知识？"对此，我们并不会和他讨论为什么学习这些内容是有意义的，而是会问他："这句话对你自己有什么影响？当你说这样的话时，你自己有什么感觉？你的大脑会因此清醒并且状态变好吗？这会让这些知识学起来更容易吗？还是说会让你觉得更加无能为力？"

接着，我们列举出一些能让工作或学习变得更加困难或更加容易的想法。父母可以跟我们一起思考，记录下你是如何让本就不愉快的学习任务变得更加困难的，以及如何能使这些任务变得更加容易。你越是更多地与孩子共同探索，并注意不断改进，你的孩子就越有可能发生转变。

下页表格集合了一些典型的想法。

这样做让我的大脑很累、很沉重	这样做让我的大脑状态良好、很轻松
我对自己说：	我对自己说：
哎呀，我为什么要学这些？	学（会）这些对我会有哪些用处？
没有人需要这些知识！	为了考试，我要学这些。
这真是太傻了！	我对哪些内容感兴趣呢？
太多了，我不可能完成的！	我现在就开始，学一点就进步一点。
天呐，太难了！	如果和朋友一块儿学的话会容易一些。
我太累了。	我在蹦床上跳5分钟就恢复精力了。
我完全不能集中注意力！	我先休息一下，然后换一个地方学习。
我不知道从哪里开始着手。	

虽然听起来很奇怪，但是经验告诉我们：让孩子学会把自己和自己的大脑区分开来比较好。因为许多孩子觉得"说服"自己的大脑是一件很有意思的事情，而且取得最初的进步时会很享受这种掌控大脑的感觉。多动的孩子通常能够明白这样的玩笑，即我们要"欺骗"一下大脑，假装目前的学习内容很有趣、很吸引人、很有用。父母甚至可以说："我知道这些东西对你来说并不那么有意思。我们怎么做才能让你的大脑认为它必须要了解这些内容呢？"

6.2　阅读、理解、记忆文章

对喜欢的话题孩子会主动探索，而且似乎也很容易记住这些内容，很多家长对此感到非常惊讶。当我们仔细观察孩子是如何阅读有关自己感兴趣的话题的书籍时，就会发现他们使用了一些能显著提高记忆能力的策略。

他们可不只是简单地阅读，还会思考所读的内容，将之与以往的知识相联系，深度沉浸在想象中；在不确定的情况下或存在疑问的时候会查阅资料并且自觉地复习，反复阅读激动人心的段落或讲述给别人听。除此之外，孩子会本能地使有趣的信息"具体化"，即他们会就自己喜欢的主题画画、制作模型，用玩偶或者和好朋友一起表演故事的某些段落。他们所做的这些恰恰会形成强劲而持久的神经连接，并在大脑中建立起良好的认知网络。

如果我们能够将这些策略中的一部分转移到孩子的在校学习中，那么不仅会提高记忆效率，而且还会让学习变得更加丰富多彩，更有趣味性。

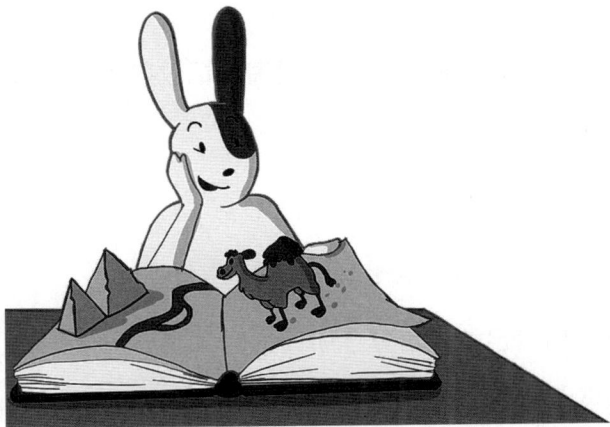

我们将分几个步骤教授孩子阅读文章时可以采用的策略，同时确保他们清楚地了解每个步骤的作用。

基础策略：分解文章，小段复述

大多数儿童和青少年在学习人类与环境（或通识课）、生物、地理、历史等科目的文章时几乎不使用任何策略。如果问他们使用了哪些方法时，他们通常会回答："我通读了几遍文章，希望多读几遍之后能慢慢理解更多的内容。"

他们这样做将会产生两个令人沮丧的结果：第一，当他们第二次阅读文章时通常会发现自己读了一遍之后几乎什么也没记住；第二，恰恰对多动的孩子来说，单纯的阅读很难让自己保持注意力，突然间，他们会意识到："尽管我已经读了十分钟，但是并没有记住什么，因为我的心思不在文章上。"

尽快复习以及改变阅读方式会提高记忆效率和注意力。因此，我们建议首先进行以下三个步骤：

第一步：将文章分为几个部分；

第二步：阅读其中的某一部分；

第三步：用自己的语言复述所读的内容。

这些部分不能过长，最多半页到一页。通常情况下，文章已经按标题和副标题进行了内容划分，很容易将其划分成内容合理的几部分。

你需要给孩子布置一个任务：阅读一部分，然后停下，自述一遍刚才阅读的内容。孩子可以默念或者大声复述，只要他觉得这种方式让他自在。

接着，你可以问问他还记得什么。大多数时候，孩子在复述完后，会很惊讶自己能记住这么多内容。

通过在阅读和复述之间的不断切换，大脑不会很快就感到疲惫，孩子也很少会分心。他们知道读完后要用自己的语言复述文章，因此就会不自觉地将注意力更多地集中在内容上。一旦分心，他们在复述文章的时候能立即意识到后果，而不是像之前那样在读了两页文章之后才注意到自己分心了。

你可以这样向孩子解释：大脑需要积极地建立新的知识网络，如果用自己的语言复述文章内容并且积极思考，就能帮助大脑实现这一目标。

此外，我们还要告诉孩子，他的大脑更喜欢他本人的声音和表达方式。

提示

请确保孩子不是逐字逐句通过死记硬背来复述，而是要让孩子问问自己："我刚刚读了些什么？"并且努力去回忆文章内容。

补充策略1：自测

如果孩子能较好地检验出自己的知识水平，那么就能了解自己还需要学习多少内容才能应对即将到来的考试。

第一步：将文章分为几个部分；

第二步：阅读某一部分；

第三步：用自己的语言复述所读的内容；

第四步：检验。

如果孩子掌握了前三个步骤，那么第四个步骤就应该是"检验"。检验时，孩子可以回过头来重新看文章，检查自己的记忆是否正确，或者回忆一下学习目标，看看所读的部分是否包含预设的学习内容，然后问问自己："我能回答这个问题吗？"

父母可以问孩子："你知道这部分的内容是什么吗？你能记住多少呢？你掌握的知识能够回答这一章的问题吗？"

渐渐地，孩子会培养出越来越好的感觉，能够了解自己对某个话题的掌握程度如何，以及何时需要复习。

补充策略2：划出关键词

如果孩子能运用上述四个步骤，那么还要加上一个步骤，就是要练习划出关键的概念。

第一步：将文章分为几个部分；

第二步：阅读某一部分；

第三步：划出关键概念；

第四步：用自己的语言复述所读的内容；

第五步：检验。

教科书通常都编写得很厚，而且其中大部分内容都很重要，然而很多孩子会划出所有对他们来说重要的地方。因此，按照这样的方法必须要划出四分之三的内容才行。

在这种情况下，我们有必要告诉孩子，他们只需要标记关键的概念，即那些最能反映这部分文章内容的词语。

你可以问孩子这个问题："假设这一段你只能写三个提示词来帮助你尽可能地记住内容，你会选择哪三个？"

这个问题能引导孩子仔细思考："这部分文章到底有哪些内容？哪些内容是重要的？哪些词语能帮助我记住它？"反过来又能让孩子对文章进行了更深层次的加工和学习，让他更容易记住文章内容。

关键词有助于孩子对内容的复述。他只需要记住这些关键词，并且问问自己："这一段说的是什么？"

最初，孩子可能会觉得很难挑选出重要的词语，也许划出了相对不重要的词语。在这种情况下，你可以这样做：

第一步：问问孩子，为什么认为这些词语特别重要；

第二步：告诉孩子你会划出哪些词语，以及为什么你认为这些词语是重要的。

渐渐地，孩子就会学着使用你的方法，从而提高对文章的理解。

补充策略3：系统性重复

大多数孩子认为重复是相当无聊的。多动的孩子尤其会觉得无聊的学习是一种折磨，因此这种学习方法对他们来说格外困难。

然而，如果他们体验到了成功，觉得自己有能力运用一种新的方法掌握新的知识，那么他们还是愿意重复的。

想要取得成功就需要尽快进行重复。例如，在学习完新的部分后，孩子需要立即复习前一个部分的内容。

如果学习完第二部分后立即重温第一部分，并且发现自己仍然记得第一部分的内容，这就能提示孩子："如果马上复习，你就能更快地记住这些内容！"这种暗示强化了孩子的意识，即不要隔太久才去复习。你也可以找出前文神经细胞的图片，向孩子展示他大脑中的新连接是如何在每次重复中变强的。

注意要在各部分学习之间进行短暂的停顿，这样有助于孩子休息并提高注意力。

‿☼‿ 小贴士

只要不影响孩子的睡眠，入睡前可以让他再次复习白天学到的一切内容。在睡眠中大脑也会进行巩固的过程，进而提高记忆效率。

在复习时发挥多动孩子的优势

许多多动的孩子以视觉为主导，他们能够想象出形象生动的画面内容。因此，孩子在复习时可以发挥这方面优势，对学习内容进行深入的想象。

你可以通过给出以下提示来鼓励孩子这样做："想象一下，你是一位纪录片导演，正在拍摄一部关于xx主题的电影。针对这个主题你会展示哪些图片？旁白会怎么解说？为了让观众能够尽可能地记住所有的细节，你会展示什么？"

多动的孩子通常也以行动为主导。如果他们可以利用各种工具进行学习，他们会有很多精彩的表现。例如，孩子可以不必只是坐在那里埋头苦学，而是为父母准备一个讲座，通过这种方式来学习相关内容。如果孩子在进行讲座的时候可以使用PowerPoint软件，那么他们在准备讲座的时候就必须思考哪些内容是重要的，努力将内容缩减为几个关键词，并且用自己的语言来表述相关的知识。演讲结束后，你可以对照学习目标提出问题，由孩子来回答。

如果孩子在绘画方面有天赋，也可以画出一个反映内容的思维导图。

写出巧妙的总结

在为儿童和青少年举办的研讨会上，我（作者斯蒂芬妮）一再发现，几乎所有的儿童和青少年都很难对文章中的信息按照重要性进行排序，而且也难以将信息以一种有利于大脑思考的方式呈现出来。

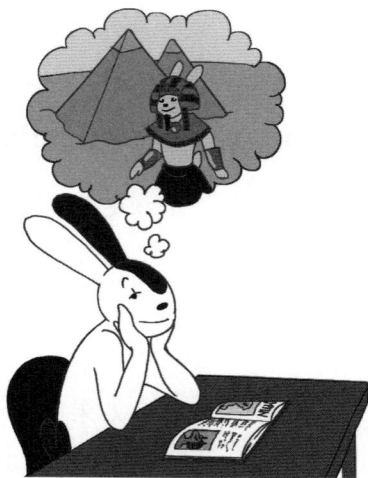

他们经常会花费大量时间写一些无用的摘要，将整篇文章或练习本上所有的内容都抄写下来，这种"笨办法"让学习变得费劲而无趣。

我们要向大家介绍一种方法，它能帮助受到多动症影响的孩子积极地利用学习材料，将内容精简到只留下最重要的部分；梳理知识结构，从而让他们的思考更具条理性。这种方法适用于给文章做一个简短的摘要，或在课堂上做笔记，能让孩子更积极地听讲。在这两种情形下都要使用一个简单的表格，如下图所示（根据沃尔特·波克教授创立的康奈尔笔记法，2001）。

你也可以在彩色纸张上打印出这个表格。如果你的孩子已经运用了"色彩系统"，即每门科目都有一个代表色，那么这个笔记法会格外有效（参见第7章"我的孩子没有条理，很健忘"）。

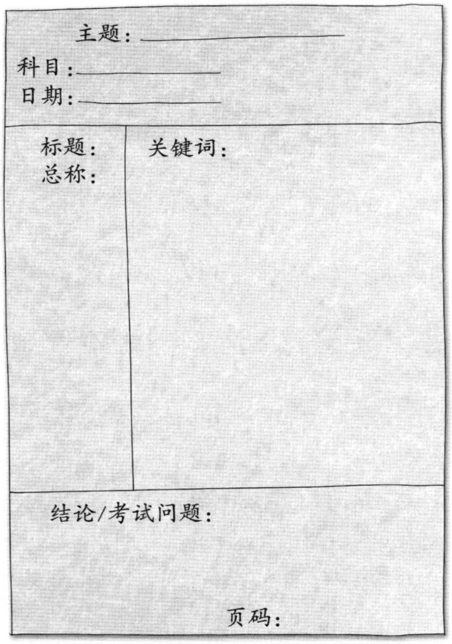

```
主题：_____
科目：_____
日期：_____

标题/          关键词：
总称：



结论/考试问题：


页码：
```

假设你的孩子正在为历史考试做准备，需要阅读书本上的很多章节。如果使用前文介绍的文章学习策略的话，那么他很容易就能写出一个简短的摘要来帮助自己学习和复习。

写摘要分四个步骤，我们将一一介绍：

第一步：写出基本信息

孩子在表格的第一部分填上科目、当前主题和日期。

第二步：记下最重要的信息

孩子需要逐段阅读相应的文章，并查看自己在哪些关键词语上做了标记。

将这些词语写在中间的笔记栏里，并附上简短的注释。为了便于记忆，一定不要写整个句子，而要写关键词语。经验告诉我们，通常孩子在这方面需要一定的时间去适应和习惯。

当我和孩子一起学习《放射性的发现》这篇文章时，大多数孩子都会在笔记栏中写道："原子这个词来自希腊语átomos，意思是'不可分割的'。"但我所期待的却是一个简明扼要的笔记，风格如下：

"原子"概念：átomos（希腊语）=不可分割

只要我们付出一些耐心，给予他们指导和支持，大多数孩子都能较快学会以简单明了的方式记录信息。事实表明，以下问题对于启发他们比较有帮助：

- "我们能不能写得更简短一些，比如只用五个字？"

- "哪些词可以缩写？"

此时你也可以向孩子这样解释：我们的大脑在学习简短内容时的记忆效果最好，将信息缩减为简短的关键词有助于我们更快地记忆。

第三步：找出标题或概念

你的孩子是否已经阅读到了某一个部分的结尾，并将最重要的信息填进了笔记栏中？现在你可以问问他，哪个短标题或概念可以概括这些信息。你可以让孩子把自己想象成一名记者，思考如果这个部分的内容要刊登在报纸上，为了体现所包含的信息，它的标题会是什么样的。请注意，一定让孩子尽可能选择具有客观性和说服力的标题。

通常，孩子会写出过长或是过于笼统的标题。例如，他们不会写下"区别：针叶树—落叶树"，而是写了一个完整的句子："针叶树和落叶树的区别"，或是干脆只写了一个几乎没有针对性的字——"树"。

当然，有个成语也同样适用于这里——熟能生巧！

你可以用以下问题启发孩子找到恰当的标题：

- "哪个简短标题或是概念，比较适合填进很窄的左边栏里？"

- "如果我们把所有关键词都考虑进去的话，你觉得哪个标题最合适？"

• "如果你是记者，哪个标题可以很好地概括这部分内容？"

引导孩子在左边的窄栏里写出有关部分的概念。

第四步：通过写结论来积极思考

现在是最后一个步骤：写出结论。笔记页最下方的大空格就是为它保留的。你可以引导孩子思考以下的问题：

• "老师可能会针对该文章中的哪些内容进行测验？"

• "为什么这个话题值得讨论？"

• "还有哪些例子？"

孩子在结论框中写下这些要点之后就完成了一份概述。

你可能会想：这真是一个浩大的工程！是的，你想的没错，刚开始肯定需要你和孩子一起进行大量的练习。这个方法最大的好处在于孩子写概述的时候能学到很多东西。他会积极地研读学习材料，思考其中的内容，询问自己哪些信息是特别重要的、哪些概念是这个话题的核心。这样，孩子对知识的处理就更加深入了，从而可以更好地记住这些知识。而且表格一目了然，孩子能够据此很好地检验自己所学的知识：盖住笔记栏，问问自己看见左边框内的标题或总称后还能记起什么，以及是否能回答最后的测验问题。

你的孩子也许会像我们研讨会上的许多孩子一样，对自己能通过这种方式记住那么多内容而感到不可思议。

你也可以鼓励孩子使用这种方法在课堂上做笔记：用关键词记下最重要的信息，并不断询问自己哪个标题能够概括这些信息。老师所说的重要部分可以立即在笔记中用"！"标记出来。

孩子反映这种方法有助于他们更好地在课堂上集中注意力，因为他们有了一个实实在在的任务，而不是被动地接受知识的输入。课堂上他们就已经在思考如何将最重要的信息以简洁精练的方式表述出来。

以下这份虚构的关于多动症的笔记就是用这种方法总结出来的。

主题:注意缺陷多动障碍
科目：心理学
日期：2016-05-15

概率：－儿童：5%（性别比：2：1，多为男孩）
　　　－成年人：2.5%（性别比：1.6：1，多为男性）

诊断：－依据诊断标准
　　　－存在至少6个单独或同时存在的注意力集中困难、多动、冲动的症状
　　　－持续时间：至少6个月
　　　－至少有两个生活领域受到影响
　　　－功能障碍
　　　－12岁前出现一些症状
　　　－与其他精神疾病（如焦虑症、精神分裂症等精神性疾病）的区别
3种亚型（以注意力集中困难为主的表现类型；以多动、冲动为主的表现类型；混合表现类型）

症状发展：－幼儿期：以多动为主要特征 　　　　　－小学阶段：注意力不集中变得明显 　　　　　－青春期：运动欲望减少，更多表现为烦躁和不耐烦 　　　　　－成年后：极大可能保留注意力不集中和冲动的特征 　　　　　－约40%~60%的人持续存在行为问题
风险因素：－遗传学：可能涉及多个基因变体 　　　　　－性格：行为控制能力下降，寻求刺激的能力增强 　　　　　－环境：低出生体重、孕期吸烟或（和）饮酒、污染物（如铅）、感染、生活环境不佳（如受到忽视、暴力等）
结论： →由于行为异常而容易引起关注 →成年发病率下降 →性别比例在成年时趋于平衡 →风险因素之间确切的相互作用在很大程度上是未知的
测验问题： 1.多动症的发病率是多少？ 2.请说出诊断标准。 3.DSM-5中区分了哪些多动症的亚型？ 4.你了解哪些风险因素？
页码：1

6.3 背单词

　　我们都能记得在学校学习外语单词的情景：几乎每周都要学习新

单词，并复习旧单词。由于这项学习任务非常烦琐，因此孩子必须要采取有效的学习策略才能应付。

请你与孩子一道，先学习基本原则，然后再尝试相关策略。一旦孩子理解掌握了相关的原则和策略，那么他将能够在没有你帮助的情况下运用它们。

基本原则

现在孩子通常使用小卡片来学习单词：卡片的一面是单词的释义或图片，另一面是外语单词。

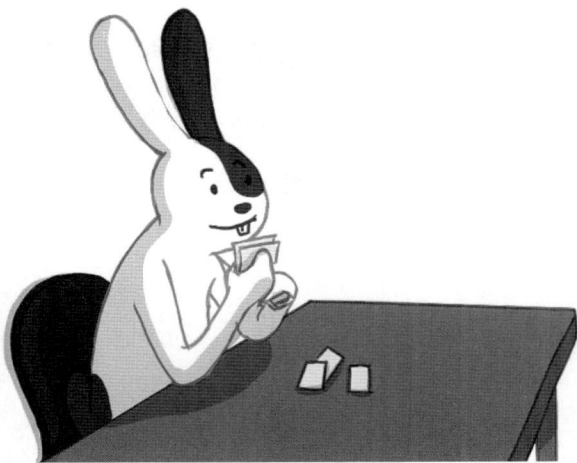

此时卡片的质量就起着重要的作用。如果学校不提供卡片，孩子就得自己写，那么你要确保他书写清晰。如果书写的单词很潦草，孩

子就很难记住它们。在这种情况下，家长可以帮助孩子制作卡片，可以在电脑上输入单词并打印出来，也可以使用一些学习单词的应用程序。

以下原则将极大地帮助孩子快速记忆词汇。

- 分成小部分学习。重复学习两到三个单词，直到孩子掌握了这些单词，然后再开始学习新的单词。

- 不要让孩子猜单词的意思，如果他不认识这个单词，就告诉他是什么意思。

- 如果孩子记错或不认识某个单词就立即复习。

- 给孩子足够的时间来记单词。你可以给他看卡片，让他也能看见书写的字母。

- 避免给予评论。当孩子没有想起某个单词或记忆错误时，要将精力放在告诉他正确答案上；如果孩子给出的答案是正确的，可以给予他简短的积极反馈（如"是""对""正确"）。

提高策略

许多多动的孩子不喜欢写字，因此他们更愿意做一些口头练习。为了确保他们仍能记住单词拼写，你可以有意识地训练他们的视觉记忆（Born & Oehler，2012；Freed & Parsons，2012）。你可以按以下步骤进行。

第一步：先给孩子看这个词的中文，然后再给他看对应的外语。

第二步：让孩子用眼睛将外语单词"拍"下来，就好像眼睛是照相机或扫描仪一样。

第三步：你可以说："闭上眼睛，想象一下这个词就写在黑板上。你能试着拼出这个词吗？"

第四步：在练习结束时让孩子工整正确地抄写一遍单词。

此时也要使用上述基本原则：分成小部分学习、出错后尽快复习、不给多余的评价。

填鸭式的词汇学习没有必要

很长一段时间里，我（作者菲比恩）一想到英语这门学科就会联想到填鸭式的单词和语法学习，并感到无聊。上课的时候，英语老师不断要求我不要用瑞士德语口音读单词，他只会说："语调要抑扬顿挫一些！菲比恩，再来一遍！"

这种情况在我16岁左右时发生了变化。那时，我的脑海中突然闪过一个念头：我可以读一本英语书。

我选择了《指环王》（Lord of Rings），一本一千多页、单词密密麻麻的大部头。它显然达到了我所能理解的英语的极限。我之所以能了解这本书的梗概主要是因为我在两年前已经用自己的母语读过这部小说。我挣扎着读下去，发现看了几百页之后阅读速度变快了，理解的内容也更多了。我骄傲极了，为自己读了第一本外语书而感到自豪。

后来我啃下了这本大部头，在此之后还看了一系列的外文原版奇幻小说。每看完一本书我都变得愈发自信，英语水平也越来越好。

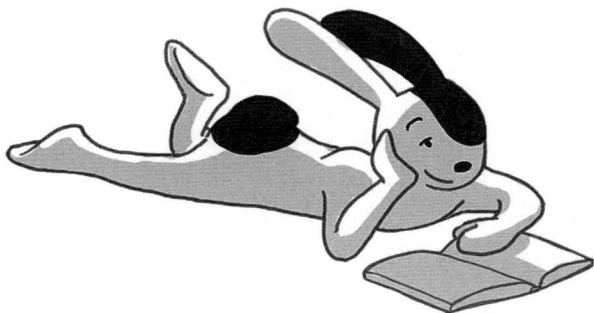

除了阅读能力的提升外，词汇量的增加也让我高兴。阅读时，我能够根据上下文理解许多单词的含义。还有一些单词我需要查字典——不是为了学习单词，而是为了理解精彩的内容。同时，阅读还是复习所学知识的绝佳机会。

除了原版的外语书籍，连续剧、电影、英文歌词和令人难忘的外语营地活动也有助于提升学习外语的兴趣。如果你能帮助孩子与一种或多种外语建立起积极的关系，那么会有很多收获。孩子是为了生活而学习这些语言，而不仅仅是为了上学和考试。孩子越早"开窍"，学起来就越容易。

6.4 要点概括

多动的孩子在以下情况更愿意进入学习状态。

★ 他们意识到自己可以通过学习使神经细胞之间建立新的联系、加强现有的联系以及削弱其他的联系，从而积极地改变自己的大脑；

★ 他们体验到"重复"是对大脑的一种"力量训练"；

★ 他们通过"有益的思考"使自己的大脑处于良好的工作状态；

★ 他们将学习内容与正面情绪联系起来。

多动的孩子如果能做到以下几点，就能记住更多的东西：

★ 将学习内容分成几个小部分，并定期复习；

★ 当学习中出现错误时立即复习正确的答案；

★ 在学习新技能时专注于某个方面（如大小写），定期练习这些内容，并迅速得到反馈；

★ 尽可能积极地用多种感官来处理和学习相关内容，例如在听课的时候做笔记、对文章内容产生深入的想象、口头复述内容并自测所学的知识等；

★ 利用视觉工具简明扼要地呈现内容，例如以简短的摘要或思维导图的形式记录所学知识。

7 我的孩子没有条理，很健忘

多动孩子的父母面临的最累的任务之一就是不断地帮孩子整理散落在各处的物品，疯狂地帮孩子寻找他本应放好的东西。

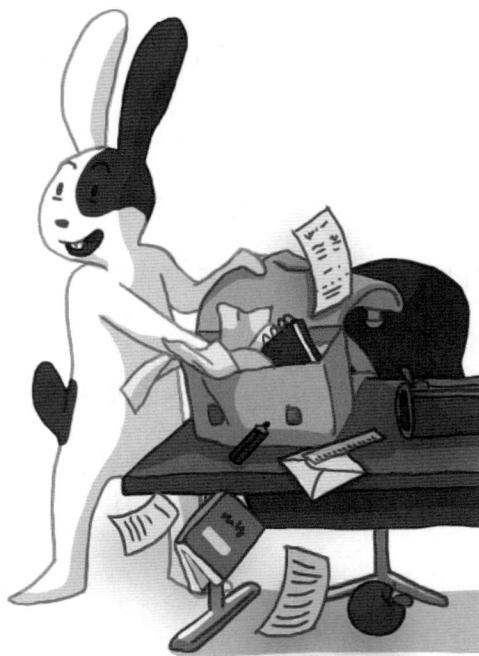

7.1　规划和组织能力影响孩子的学习表现

大多数多动的孩子直到成年后在规划和组织方面仍有很大困难。很遗憾，我们在本章中建议的方法并不会把你那位心不在焉的小糊涂虫瞬间变成一个自觉的、有组织性和条理性的模范学生。

但是从长远来看，我们介绍的方法将帮助你的孩子变得更加有条理。为了避免在这场战斗中筋疲力尽，你需要有足够的毅力来面对这个问题。这一点很重要，因为这是一场马拉松而不是一场短跑。出于这个原因，如何合理分配和使用你的精力并获取尽可能多的帮助就显得尤为重要。我们发现，那些自己也受多动症影响的父母在这方面尤其需要外部的支持。

那些随着时间推移而取得成功的多动孩子的父母有两个共同点：他们坚信，有条理和有计划地行事是非常重要的；他们愿意在日常生活中系统地尝试各种方法，并在较长的时间内进行训练。

如果你或你的伴侣堂而皇之地认为有创造力的人混乱一点也没关系，或者认为秩序和计划是目光短浅和小家子气的表现，那么这将会破坏你们为孩子建立秩序所付出的全部努力。

"我们一起解决这个问题！"

伦茨夫人为女儿混乱无序的举止感到困扰，同时她也注意到自己身上有很多相似之处。一直以来她都很缺乏计划和条理：她总是在把事情拖到最后一刻才完成，忘记约定的会面，不遵守承诺，出门前因找不到要带的东西而迟到……面对他人的诟病她反驳道："天才通常会对混乱视而不见"或"整理东西的人只是懒得去寻找东西而已"。

她意识到，如果自己永远这样做事没有条理，就不能指望自己的女儿有任何改变。丈夫和她谈话的时候也再次表示母女俩需要在这方面一起努力。这促使伦茨夫人为自己和女儿预约了一位咨询师进行培训。

在接下来的几周里，母女俩与咨询师一起尝试了不同的策略和训练体系，并根据她们各自的需求对训练课程进行了更加精细的调整。伦茨夫人用一大块磁力板和设计精美的彩色卡片规划她在一周之内的安排，她觉得很有趣；她的女儿则发现自己的手机是如此智能，开始使用日历、闹钟和一个用于时间规划的应用程序。

母女俩在训练中可以告知咨询师她们的进展和困扰，这让她们两人都很有成就感，并帮助她们积蓄了力量，从而做出改变。对伦茨夫人来说，参加训练课程极大地减轻了她的负担，因为她把改善女儿行为的任务完全交给了专业人士，所以能够更加专注于自身的目标。

在阅读本章时我们建议你采取以下步骤：

第一步：通读一遍所有的策略，思考目前哪些方法可以给你的孩子带来最大的变化。

第二步：问问自己是否愿意投入足够的精力来尝试某一项策略，并在较长的时间内进行训练。

第三步：想一想谁可以在你尝试这些策略时给予你帮助，如配偶、亲戚、邻居、教练、老师、同学等。

你应该很清楚，培养孩子的规划和组织能力是一根"硬骨头"，但是付出的努力是值得的。

有趣的科学知识

多动症儿童也能有好成绩？

哪些因素有助于多动症儿童取得好成绩？朗贝格（Langberg）及其同事（2011）提出了这个问题并进行了相关研究。他们调查了57名10~14岁的患有多动症的儿童，向家长和老师询问了这些孩子在家庭作业和课堂上会遇到哪些典型的困难。

在调查中，成绩的好坏由数学、历史、语文和科学四门科目的平均分决定。

结果令人振奋：平均分的高低不仅仅与学生的智力有关（对于统计学爱好者来说，可解释变异为15%），其中对家庭作业的组织规划和对学校学习资料的管理也是重要的影响成绩的因素。

孩子越是没条理，他们的成绩就越差。他们经常忘记家庭作业和学习资料，作业的完成度不高，还总是不按时上交。专家对家庭作业的组织情况进行了评估，结果表明这方面因素在造成孩子平均成绩差异的原因中占比29%。

此外，根据教师的评估，学生在管理教材、作业本和文件夹等材料方面遇到的困难越多，他们在学校的成绩就越差。这个方面的因素在造成学生平均成绩差异的原因中占比27%。

虽然这项研究并没有明确表明缺乏组织能力是孩子成绩差的直接原因之一，但研究小组认为，对于多动症儿童的学业发展来说，训练自我管理能力至关重要。

朗贝格（Langberg）及其同事（2011）建议引入一个帮助多动症儿童组织、管理材料的体系，并予以密切关注。你可以在本章中了解到相关的方法。

7.2　作业记录本的核心内容

你终于说服了孩子开始做家庭作业。你们一起打开作业记录本，发现上面几乎没有写任何东西。"你今天的作业是什么？"你问。"我不知道"，孩子淡淡地回答道，或者他会说："我今天没有作业。"然而，第二天老师却一条接一条地发来催交作业的信息。

你能做什么？不知道老师布置的具体内容，家庭作业没法完成，但无论你怎么提醒、告诫和威胁孩子都无济于事。

问题在于：大多数多动的孩子在上课时都会走神，以至于他们压根没有听到老师布置的家庭作业。当其他学生在本子上写下作业内容的时候，多动的孩子正在做白日梦。年级越高，老师利用黑板布置家庭作业的次数就越少。当孩子不得不完全靠认真听讲记下家庭作业的内容时，混乱就会变得无法控制。

完整记录家庭作业内容的三个技巧

1. 父母与孩子共同准备家庭作业记录本

许多多动的孩子写字很慢，而且写得很乱。当下课铃声响起时，他们也像其他孩子一样想赶紧离开教室。因此，父母和孩子共同准备的家庭作业记录本应该能够让孩子尽可能快地、清晰地写下老师布置的作业内容。

　　最好的办法是在一周开始的时候和孩子一同坐下来，在作业记录本上画出每天记录作业的表格，并按顺序填上一周中每天上课的科目。最一目了然的方法是在本子打开后的左右对开的两页纸上（不用翻页）写下一周所有的科目。此外，你也可以在电脑上制作一个表格，打印后贴在孩子的家庭作业记录本上。你可以在当天的页面上贴上便利贴，这样孩子就能够更快地找到相应页面。

2. "无家庭作业"的记录

　　你的孩子是否有时会坚定地认为他没有家庭作业，但却经常发现这只是他的愿望而已？你是否厌倦了不断询问孩子是否真的没有家庭作业？那么"无家庭作业"的记录可以起到一点作用。你可以与孩子达成以下协议（根据 Kutscher & Moran，2009，第70页）：

　　　　"如果你哪个科目，例如算术，没有家庭作业，你必须把它记录在家庭作业本上。你只需要划掉'算术'这一行。如果你的作业本上有一行被划掉，那我就相信你。如果有一行是空白的，那么你必须给同学打电话或在同学聊天群里问一下作业是什么。"（见P159插图："无家庭作业"记录示意图）

　　逐渐地，孩子开始在最后一节课上检查自己是否已经完整记录下了老师所布置的家庭作业，并且在有遗漏的时候询问同学。这种将学校课程和作业整洁地记录在家庭作业记录本上的方法能让孩子更容易对所学知识有整体的认识。

3. 寻求支持

如果家长能找到一两个帮手的话，就能减轻自己的压力。对于年龄较小的孩子，老师有时会在下课时帮助简单检查一下作业记录本并签字。如果老师不愿这样做，或者孩子稍大一点了，同桌或班上的好朋友可以互相帮助。他们可以在放学的时候互相对比一下记录的家庭作业内容并查漏补缺。有些老师会在全班推行"同桌互助制度"，让全班学生在课堂的最后5分钟找到自己的同桌相互比照一下各自记录的家庭作业内容。

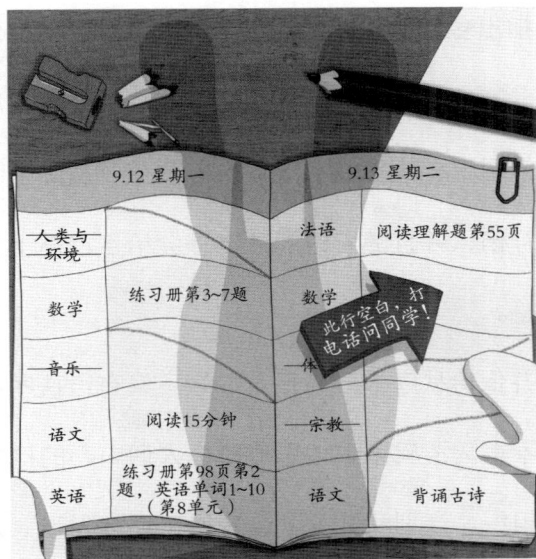

"无家庭作业"记录示意图

为了减少你和孩子在放学后返回学校的次数，你可以在家里再备一套教科书。大多数教科书通常都可以在书店买到，或者可以在网络上购买二手书籍。这样即便孩子没有将一些重要的课本装进书包带回家，你们在家里也会有备用课本。无论是教科书、练习册还是作业本，就算没有带回家也不要担心，孩子可以借此机会练习"长记性"。

7.3 用常规程序克服混乱的习惯

当其他人指出多动的孩子处理事情欠缺条理时，他们往往表现得无所谓。同样，家长在得到孩子的回应时往往只能耸耸肩或疲惫地微笑。但在很多情况下，这些受多动症影响的孩子实际上会因为自己缺乏条理而暗自神伤，并且随着时间的推移会给自己贴上"不可靠、没有条理"的标签。

创造秩序并保持秩序是一件很难的事！只有当秩序系统变得根深蒂固，以至于不再需要有意识地思考时，人们内心的抗拒才会减弱。这时，事物的组织、计划和分类就会变得不那么困难，人们对自己能力的信心也会增加。

再见了，乱糟糟的书包！

松散的作业本、过期的"给家长的一封信"、皱巴巴的考卷——我们总能在孩子的书包里找到一些让人吃惊的东西。然而，只要稍加训练，我们就可以教孩子克服"各种纸条一团糟"的情况。对此有帮助的是建立一个固定的常规流程。

5分钟内获得整洁

第一步：将书包的东西清理出来，把所有松散的纸张放在一起。

第二步：将松散的作业纸粘在相应的作业本上或放在活页夹中。同时，可以在家长信和试卷上签上名字。

第三步：开始做家庭作业。

几周后，孩子就会习惯这种程序，能够越来越独立地完成它。同时，很多家长还发现了一个意外之喜：这种常规程序也使孩子更容易进入做家庭作业的状态，因为他们在写作业之前就开始了清晰而简单的任务——清理、粘贴和分类。一段时间后孩子根本无须多加思索就能完成这些规定任务。经验表明，每天花费这3~5分钟的时间是值得的，能够让孩子成功掌控混乱的局面。

以色彩缤纷的方式对抗混乱

你已经从前文了解到很多多动的孩子都是"视觉动物"。我们可以利用这一特点来帮助多动的孩子在生活中更好地建立秩序。很多家长都对以下方法有正面的反馈。

首先，了解孩子在不同科目上所需要的学习材料有哪些，例如：

- 语文：书、练习册、作文本
- 数学：书、练习册、几何三角板、圆规
- 历史：书、练习册
- 英语：书、作业本、词汇本、练习册
- 其他

接着，通过为每个科目匹配一个特定的颜色来使一切一目了然。你可以问孩子："你觉得哪种颜色适合数学？哪种适合英语？"这时，你们可以一起为各科目的所有作业本和书籍都附上彩色封面：和语文相关的东西可以都用黄色包装，与数学相关的东西都用蓝色包装，等等。理想的情况是各科目所需其他材料（如圆规等）也购买相应颜色的，或用防水颜料做上标记。根据这些颜色的分配，孩子就可以一眼识别出某一科目的相关材料了。

合理收纳为大脑减负

孩子已经通过上述颜色系统向秩序迈出了重要的第一步，但仍会不可避免地将学习用品散落在房间各处，以至于经常在抽屉里忙碌地翻找东西。

创造秩序无非是根据直觉为每件物品对应一个有意义的位置。我们可以从以下方面帮助多动的孩子完成这项任务。

准备一个又大又结实的可移动整理箱，里面放好木头或塑料制成的隔板。每个科目对应一个隔间。你可以在每个隔间上写上科目的名称，并标上相应的颜色。为了不让孩子在日后分类时感到困惑，你可以给隔板上色，还可以给整个隔间涂上相应的颜色，或是贴上彩纸。对于年龄较小的孩子来说比较有帮助的可能是将各科目的材料拍成照片，打印出来贴在隔间上。这样孩子日后会更容易匹配相应科目的材料，从而减轻记忆负担。

家长可以向孩子解释每个科目都有自己的隔间，并和孩子一起把所有的练习本、书和其他材料（如圆规）按颜色分类装好。这时，一些简短的解释会更有用，例如："数学课需要找到所有蓝色的东西。很好！把它们都放在蓝盒子里……嘿，完成得真快！"

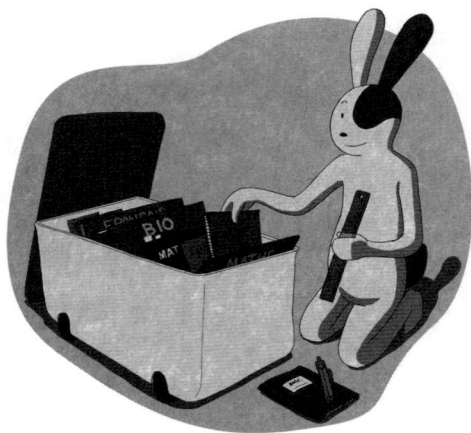

这样做之后，家长会发现：

• 在运用颜色系统方面，发出简单而具体的指令往往会更有效，例如："马丁，把蓝色那一格的所有材料放在桌子上。"

• 收拾书包时，孩子能一下子找到所有必需的材料，而且很少会把东西遗忘在家里。

• 因为整理箱是可移动的，因此孩子可以灵活地将所有学习用品移动到任何可以学习的地方。

7.4 我们尝试了很多办法，但没有一种奏效

我们经常遇到一些沮丧的父母，他们的孩子在建立新的程序的初期取得了成功，但是之后又倒退回了之前的无序模式。他们现在拼命

地想寻找一种效果更好的新方法。为什么父母的这种想法注定会失败呢？下面的例子会告诉我们答案：

> 你想考驾照，因此参加了驾校的培训。在今天的实操课上，你的驾驶教练给你耐心讲解了如何踩离合器，挂一挡并起步。在经历了一些起步的问题之后，你成功地在路上行驶了一小段。这次之后，你的教练高兴地断言你已经能够独立驾驶。但下一次当你在街道上试驾，发动机还是熄火了。于是你的教练告诉你这是车的问题，他认为你在另一辆车里踩离合、换挡和起步会更容易一些。几个月来，你从一辆车换到另一辆车。在你习惯一辆汽车之前，你的教练就又让你驾驶另一辆汽车了。于是你总是要适应新车，但所有新的事物都让你感到没把握，因此过了很长时间你还是没有学会如何正确换挡。在这种情况下，最好的方法是一直用同一辆车来练习，直到你无须刻意思考就能完成这个动作为止。

熟能生巧

如果一个常规程序运转不佳，通常是因为人们没有进行持久的训练来适应它。我们成人通常认为只要理解一种体系如何运转就够了，不必刻意加以训练。但是，多动的孩子需要放松他们本就已经饱受压力的"指挥中心"——大脑，让大脑的其他区域接管归纳、整理等需要较少注意力的行为。这种从"指挥中心"转移到更深层次大脑结构的过程只能通过建立常规行为程序来实现，即每天坚持不懈地训练。一旦一个秩序体系自发运转，就不再需要有意识地去维护它。只有在这个阶段，秩序的运用才会对孩子产生吸引力。

西蒙娜的父亲为女儿设计了如下的训练计划。

• 目标：西蒙娜学会有序地管理学习材料，并在上学时将所需的材料全部装进书包带到学校；

• 训练：每天做完作业后，我都会指导西蒙娜根据第二天的课程整理书包。我们先看一下课程表，针对每门课程我都会问她一些问题，例如："你的第一节是数学课。这节课你需要什么？你在哪里能找到这些东西？很好，现在就把它们收起来吧！好了，现在来看看第二节历史课……"同时，我们还要确保将剩下的书籍、练习本和其他材料分类放入整理箱的彩色格子里。

正如大家所想，引入这样的程序体系的确费时费力，并且极其艰难。一位在颜色系统和整理箱方面有着丰富经验的母亲这样描述她的方式：

"几周前，我和儿子一起引入了颜色系统。我们每天都会收拾书包，并练习将学习用品分类放入箱子里。我不想骗人，这确实是一件要花费很大力气的事情。家长必须要紧盯着孩子，让他坚持做下去，我也不得不自律起来。但我一直告诉自己，这就像穿衣服、系鞋带或刷牙一样，在开始学做这些事情的时候都是鸡飞狗跳的，不过后来儿子还是全部学会了。当然了，我也可以继续为他做这些事情，直到他成年，而且这样会让一切事情都完成得更快。教他独立做这些事情则需要更长的时间，对我这个母亲来说也更累。但这种努力得到了回报，现在我不用再帮助他了。我认为秩序体系也是一样的：一开始，我必须比以前做得更多，强化对他的指导，并且密切关注整个过程，但现在已经形成了一种固定模式，我可以越来越多地减少自己的参与，让他自己来完成。这为我节省了很多时间，也让我俩之间的冲突减少了许多。"

或许你也可以学习这位母亲的经验，问问自己能如何巧妙地提升孩子的整理能力。为此你需要想一想："我是愿意在未来几年里一直追着孩子问任务、活动或材料是什么，还是愿意教孩子自己关注这些方面？我这样做能获得什么好处？我是否愿意并且有精力去走这条艰难的道路直至达到目标？我每天可以花多少时间和孩子一起练习，在一段时间之后让他自己承担xx的任务？"

7.5　像专业人士一样规划

我们在"与多动症患者一起学习"的讲座中曾谈到，我们现在在规划和组织方面对孩子的要求比过去要高得多。我们过去上学的时候，老师布置家庭作业的时候就只是说："明天上课前你们要解答书中的15道算术题。"于是大家就把算术书和作业本装进书包，而且知道在下节课之前要做哪些作业。而如今，学校希望孩子们尽早为自己制订计划，例如：为自己规划好几天甚至一个星期的复习任务。

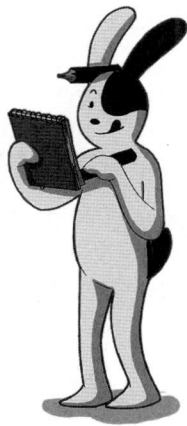

当我（作者菲比恩）暗示这项任务太复杂时，一位年轻教师举手问道："制订一周的复习计划有什么难的？"

当我要她告诉我，孩子为了制订一周计划要考虑哪些事情时，她立即给出了自己的答案。

请你也回答一下这个问题：你的孩子需要思考哪些事情才能知道什么时间该做什么？

我们想出了至少五个孩子需要回答的问题，如下所示。

1. 我需要完成哪些作业？

2. 我需要多少时间来完成这些作业？

3. 每项作业都需要哪些材料？

4. 必须在什么时间完成什么任务？

5. 我在相应的日子里什么时间有空来处理家庭作业？

此外，孩子还必须问问自己哪些作业可以独立完成，哪些需要帮助，以及父母什么时候有时间，等等。

但是，即使孩子已经问了自己所有这些问题，并制订了一个完美的计划，他仍然需要在周三的最后一节课上想起，自己在周一制订计划时为今天安排了数学的复习任务，因此现在必须要收拾好数学书、圆规和相应的练习册。

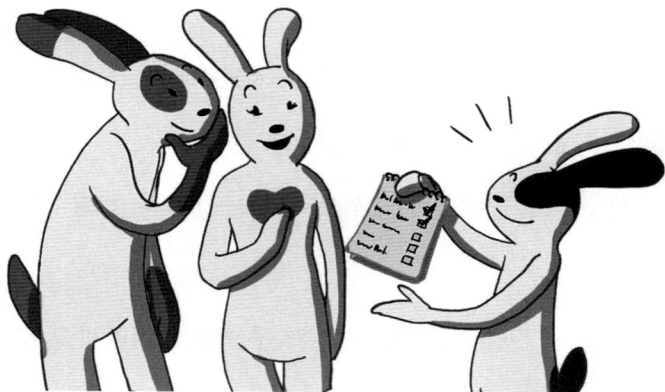

孩子在计划与执行任务上会一次又一次地经历失败，但你可以做几件事情来帮助你的孩子。

分三步做规划

多动的孩子极少会给自己下指令，他们也不会轻易地思考上述那些为做计划而提出的问题。你可以有意识地引导孩子学会问这些问题并回答。

请为孩子准备一块磁力板或一张A3纸和索引卡，并将其放在孩子面前的书桌上。你们需要一起完成如下步骤。

第一步：孩子将每项任务写在一张索引卡（见本页图：索引卡示意）上。像准备演讲这样较大的任务可以分为几个子任务，将这些子任务都记录在对应的卡片上。

第二步：孩子要思考自己需要多少时间来完成这些任务，以及需要哪些材料（练习本、书、圆规等），也将这些写在卡片上。家长也可以帮助孩子估算完成任务所需的时间。

第三步：将卡片按一周计划进行排列布置。孩子将卡片固定在相应日子的磁力板上，以此来进行任务分配。家长可以给孩子提供帮助，例如可以指出他在某一天安排了太多的任务，完成它们是不现实的。

索引卡

任务：几何，书本第24页，第1、2题

时间：大约25分钟

材料：书、几何练习册、几何三角板、圆规

索引卡示意

随着时间的推移，这个程序逐渐会成为一种常规流程。你可以越来越多地让孩子主导，而你只需要通过提问、给予鼓励性的评论以及建设性的反馈来引导他：

- "你需要先做什么？"

- "你想如何分配这一周的任务？"

- "嘿，这看起来不错！"

- "嗯……你还记得这周六要参加贾米拉的生日聚会吗？你在那天还要安排写家庭作业的任务吗？"

一旦孩子完成了家庭作业，他就可以撕下任务卡，并将其揉成一团。或者他也可以把卡片收集起来，看看自己已经完成了多少任务，在假期开始的时候再把整堆卡片扔掉。

7.6　战胜健忘

"糟糕，我把它忘得一干二净！"

我们人类有能力展望未来，但是这与巫师的玻璃球、手上的生命线完全没有关系。这里所指的是我们的预期记忆，即我们的思维中针对未来的那一部分，让我们能够制订计划和规划行动。例如，当你晚上躺在床上时，可能会想起你必须要写一封紧急的电子邮件。你会自觉地想象一下这件事情——可能你会在脑海中看到自己坐在笔记本电脑前的画面，或者想到收件人的表情。第二天早上，直到你打开邮箱才又想起这件事情。这时，那些图像会重新闪现，提醒你要完成这项任务。

研究表明，患有多动症的儿童不得不与受限的预期记忆做斗争（Kerns & Price，2001；Kliegel & Kerber，2005）。对他们来说，为一项活动制订计划并在正确的时刻想起自己的计划是比较困难的。他们经常心不在焉、生活没有条理，就像那些满脑子想着高深研究却不拘小节的天才学者一样。

结果就是：课本在书桌里积满灰尘无人问津；外套在教室外的钩子上"耐心地"等了好几天才被拿走；湿漉漉的运动服在书包里发霉了……

我们（作者）两个人的父母深有体会，孩子的健忘在某些时候甚至会把最有耐心和最有爱心的父母逼疯。对所有饱受困扰的父母来说，这是一个小小的安慰：隧道的尽头有一束光，而这束光通常被称为"巧妙的训练"。

"你们必须要给她一个教训！"

几年前，我（作者斯蒂芬妮）收到一本极其俗气的小说作为生日礼物。它让我笑了几次，并使我回想起童年。这本书讲述了一个地方，在那里所有丢失的东西都可以被找回，例如消失的一只袜子、钥匙、钱包、毛绒玩具和自行车……

作为一个孩子，我是多么迫切地需要这样一个地方啊！因为在我的学生时代，健身包、笔、眼镜等经常会丢失不见。我的父母带着天使般的耐心试图改善我的忘性。

这样的时机终于在我四年级的时候到来了。我期待已久的第一辆山地自行车在路边等着我，这是家人和朋友送给我的礼物。我仍然记得骑着这辆运动型自行车在小区里呼啸而过的激动心情。

"斯蒂芬妮，自行车停在学校操场边时记得把它锁上好吗？"几个星期以来，学校里的自行车经常被盗，所以人们觉得应该把新自行车放在一个安全的地方，但我却不这么想。我把车子骑进操场然后下车，将所有的告诫都抛在脑后，直接从记忆中抹去了。这辆崭新的自行车就这样日复一日地矗立在那里，引诱着小偷光顾，这激怒了那些为它买单的人们。

"咱们必须给她一个教训！"这是亲友们的一致意见。的确，我应该被好好吓唬一次，这将在我的记忆中留下烙印，然后我就会知道要乖乖地把这么好的一辆自行车锁好了。当友爱的支持、耐心的提醒和善意的告诫对我来说成为耳旁风后，我的父母怀着沉重的心情决定改变他们的策略。他们在我上课的时候偷偷溜进操场，骑走了我的山地自行车，并在我不知情的情况下把它放在了一个亲戚家里。他们希望这次惊吓能让我意识到好好看管自己的东西是多么重要。而现实是我甚至没有注意到那辆心爱的山地自行车不见了。

当我的父母假惺惺地问我自行车在哪里时，我总是会老实地做出猜测。（经典的回答是"在花园的棚子里""在学校的操场上"。）如果有人忘记锁上这么昂贵的东西，他自然也会忘记查看它是否还在那里。这样的"提问—猜测"游戏可以持续几个星期。

结果是我的自行车被无声无息地还了回来，父母的实验失败了。我没有受到任何惊吓和教训，但我的父母也意识到，情况比他们原本想象的要严重得多！

在工作中，我们（作者）总会观察到一些原本没有组织能力且行事缺乏条理的孩子通过日常生活中坚持不懈的练习以及智能工具的运用而蜕变为更加可靠的青少年。你准备好和孩子一道踏上这个旅程了吗？可靠、自我管理、独立——这些远方的目标闪烁着诱人的光芒。在这一路上，你可能会发现自己一次又一次地陷入波涛汹涌的大海，甚至可能有一两次迷失了方向。请不要因此而感到气馁，因为你的投入终将得到回报，即使你可能在几年后才能感受到它所产生的积极影响。

减轻记忆负担

当大脑被各种任务所困扰时，人们就很难掌握事情的整体情况。此时，外部的提醒将会减轻大脑的负担。你的孩子最常忘记哪些约定或丢失哪些物品？请在此记下孩子忘性最大的三个方面：

1. _____

2. _____

3. _____

现在请你想一想，也可以和孩子一起想一想，如何能帮助他记住这些事情。例如，如果孩子总是忘记拿健身书包，提醒自己的方式可以如下所示。

• 在电子腕表上设置提醒程序，提示自己体育课结束后拿着健身书包；

• 询问好朋友玛丽亚能不能在更衣室里换衣服的时候提醒自己带上健身书包；

• 周四早上在手上写下"健身书包"三个字。

如果孩子总是在早晨忘了把学习材料或水壶带去学校，那么你可以把这些东西放在通往门口的必经之路上，这样他出门时就一定会看见。如果孩子的书包很乱且总是丢三落四，一份带有每天上学所需材料的图片的检查清单可能会有所帮助。

青少年则经常使用手机作为记忆的辅助工具：他们用手机拍下预约单，因为他们知道自己肯定会把这些单据弄丢；拍下黑板上的家庭作业，在手机上设置语音提示；使用手机的内置日程表。

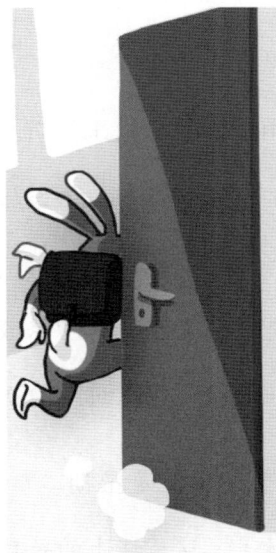

你的孩子是否经常睡过头？他是否经常因为"我只是想先……"而忘记约定的会面？在这种情况下，你的孩子可能要用"会跑的闹钟"来克服这个问题：当时间一到，闹钟就在房间里呼啸着跑起来，孩子必须先起身抓住它才能按下贪睡键。如果孩子容易睡过头，家长就可以把闹钟放在孩子的卧室里；如果孩子要在某个时间出门，就把闹钟放在家门口。这会迫使你的孩子中断当前的活动，赶紧起床或起身去赴约。

训练预期记忆

辅助提醒有助于缓解大脑的压力。但是，如果我们想帮助多动的孩子克服健忘，这样做往往是不够的。我们需要再多走一步，看看如何训练孩子面向未来的思维。

多动的孩子可以利用他们的长处来对抗头脑中的混乱。你可以引导孩子更有目标地使用他们的想象力。假设孩子要为明天上学收拾书包，像"你为明天准备好所有的东西了吗？"这样抽象的问题通常是毫无用处的。如果孩子把手头上的行动想象成一部电影，就能更好地规划自己的事情，那么在收拾书包的时候他就可能想象如下内容：

"你好好想一下，明天是星期二。你到了学校。铃声
响起，第一节课开始了。这节课上的是数学课。你要从书包

里拿出什么？你都需要些什么？"

你可以用这种方式和孩子预演一遍学校的一天，帮助他对将来形成具体的图像。当我们以这种方式在头脑中预演某个过程时，我们就训练了自己的预期记忆：我们将未来的行动带入此时此地，从而使其更加明确。

通过小的记忆技巧获得更大的成功

你可能已经注意到，像"糟糕，我把它忘得一干二净！"这样强烈的记忆火花很少是无缘无故产生的。看到邮局就会想起被遗忘在梳妆台上的信；闻到苹果派的味道就会想起要给母亲打电话……因此，往往是一个特定的提示物，如图片、气味、声音等，唤醒了我们对某个事物的记忆。你可以帮助孩子积极地将这种提示物融入日常生活中。

我（作者菲比恩）在学生时代总是忘拿东西，特别是我的外套。下面的练习帮助我减少了忘记拿外套的次数：我在长椅上坐下，系好鞋带，站起来时矫健地转了个身，从钩子上取下外套，我将这一连串的动作重复数次，直到后来，将鞋带打完结成为了后面一系列动作的触发点，包括站起身、转身以及从钩子上取下外套，仿佛这些是系鞋带这个动作的延伸。

这种程序也可以在想象中进行训练：为了不忘记拿书包，孩子可以想象自己穿上T恤或毛衣，然后立即以流畅的动作伸手去拿书包。

这样，我们将某个动作（即拿起书包）与提示物（即鞋带或毛衣）联系起来了。除了某个具体的动作，声音也可以成为提示物。例如，孩子可以想象几次，在听到下课铃声时就想起："我要再检查一下作业记录本，看看我是否把所有的作业内容都记录下来了。"

有效的做法是家长可以在晚上睡觉前和孩子一起过一遍这些流程，并让孩子在脑海里想象出画面。当我们告诉孩子运动员、舞蹈演员、消防员和警察也会运用这类训练为重要场合或紧急情况做准备时，许多孩子的反馈特别好。他们能准确地想象出自己要如何移动身体以取得完美的进球，或在脑海中进行艺术排演，抑或在自己的想象中练习如何应对危险情况。

☀ 斯蒂芬妮的小窍门

如何避免遗漏物品：

为了不把物品遗漏在火车上、研讨会和培训课上，我已经养成了检查的习惯。规则是：站起身、穿上衣服、拿东西、检查。当我离开火车、研讨室、餐厅时，我会有意识地回头，看看桌子、椅子和地板，检查我是否已经把东西都收好了。

这样的检查非常有必要，你可以和孩子一起以游戏的方式训练。

你只需充当一个榜样：当你从汽车或公交车上下来、从餐馆的桌子旁站起身，或离开游泳池的更衣室时，顺便对自己说："好了，穿好衣服，拿好东西，检查一下"，然后检查一遍你是否已经收拾好了一切。关键是孩子能够听到你的指令并观察你的行为。你也可以要求孩子帮你检查，并解释他为什么要帮助你。

我们要更多地鼓励孩子建立起这样的常规动作。如果以游戏的方式来训练的话，孩子会特别配合。例如，你可以把这套常规动作变成"消防员或警察的定期训练"。一段时间后，在离开游泳池或下火车时，你所要做的就是说"注意了，消防员！"，此时孩子便会知道这时需要完成哪些步骤（穿衣服、拿东西、检查）。

不要对你的小糊涂虫期望太高

所有的技巧、诀窍和策略都不能改变你的孩子现在以及将来都容易开小差或是一个糊涂虫的事实。我（作者菲比恩）在过去的12个月里，坐火车的时候有五次落下了投影仪、两次忘了拿手机、一次忘了拿笔记本电脑。我能幸福生活的秘诀是：不要为此苦恼。

7.7　要点概括

当你做到以下几点，孩子将变得更有组织性和条理性。

★ 让孩子提前在家庭作业记录本上写下每天上学的科目概况；

★ 和孩子商定"无家庭作业"的记录方式；

★ 引入家庭作业记录本检查制度，也可以借助老师或同桌的帮助；

★ 让孩子利用做作业的前5分钟来整理书包里乱糟糟的纸片；

★ 引入给学校材料分类管理的颜色系统，并让孩子每天练习使用它；

★ 使用统一的计划表让孩子为家庭作业制订一周规划，从而培养孩子的规划能力；

★ 让孩子利用手机设置提醒程序、拍摄预约单或定闹钟来减轻记忆的负担；

★ 睡觉前与孩子一起预演一遍重要的流程，并鼓励孩子像拍电影那样想象这个过程；

★ 和孩子一起练习"检查"：离开某个空间时，回头看看是否把所有东西都带走了。

⟳8⟳ 我的孩子受不了失败，很快就放弃了

　　多动的孩子在（学校）生活中必须忍受很多东西。成绩不好、经常被大人训斥、被其他孩子讨厌，这些都损害了他们的自信心和自尊心。

　　此外，这些孩子很难应对失败和批评。多动冲动的孩子在游戏中输了就会抓狂；当被其他孩子拒绝时他们会表现出攻击性；当他们觉得自己受到不公平对待时会与老师展开激烈的争论。

　　当他们无法忍受或觉得自己无论怎样都无法取悦任何人时，这些喜欢幻想的小家伙就会退回到自己的世界。他们逐渐会产生恐惧，甚至表现出抑郁的倾向，这样的情况并不罕见。

　　在本章中，我们将向大家介绍一些让孩子更好地应对挫折和失败的方法，增强孩子的自信心和自尊心。

8.1 增强自信心

自信心，或者更科学的术语"自我效能感"，指的是认为可以通过自己的行动和能力而有所成就的信念。

一个拥有高度自信心的孩子相信自己可以通过努力取得一些成就，变得更优秀，或解决一些问题。他认为自己是一个能够不断发展、成长和克服困难的人。

高度的自信心有助于孩子参与具有挑战性的任务，坚持不懈，并且在遇到困难时不会立即放弃。

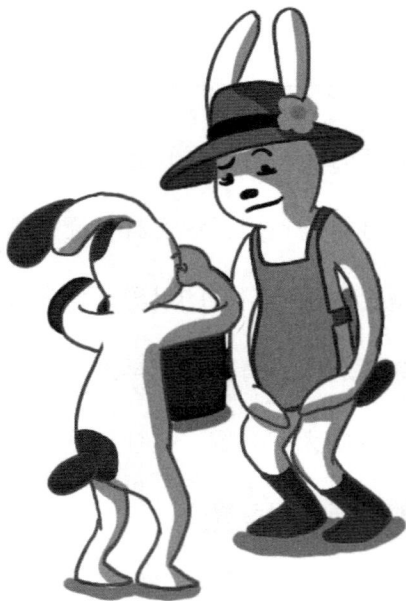

8.2　增强自尊心

自信心是对自身能力的评估，而自尊心则是对自己作为一个人的价值的评估。自尊心强的孩子认为自己足够好，能接受自己的弱点和错误，失败时不会感到失望，不会觉得自己是一个没有价值的人，不会质疑自己的全部。

高度的自信心有助于我们在失败后重新站起来继续前进，而强大的自尊心则有助于我们不把失败看得太重。

8.3　面对成绩时冷静、坚定、态度积极

如果孩子能树立高度的自信心和强大的自尊心，就会在面对成绩时形成积极的态度。

这样，孩子会更愿意接受挑战，在学习和工作中更有动力和毅力，同时又与成绩和结果保持恰当的距离，因为他明白：我比成绩更重要，我作为一个人的价值不是由成功或失败决定的。

询问你的孩子需要什么

马克斯·普朗克（Max Planck）曾经说过："即使是彻头彻尾的

失望也意味着向前迈进了一步。"事实上，如果我们能够允许自己在失败后产生失望的情绪，那么我们就能更快地从失败中恢复过来。

作为父母，我们通常不想让孩子感到失望。我们可能会用这样的话来回应："这还不算太糟。你在……方面已经表现得很好了。"

这对孩子毫无帮助。想象一下，你在工作上经历了失败，回到家后你把这件事告诉你的配偶。当他（或她）对你说："别这样，没那么悲惨"，或许还要加上一句善意的忠告："你只要……"，你会有什么感觉？

这样的反应会让大多数人觉得自己没有被认真对待或被抛弃了。他人想要帮忙的本意是好的，却没有被接收到。于是你开始向配偶解释，为什么失败会让你难受。

当我们意识到对方想传递给我们的是以下信息时，我们会更容易处理失望的情绪：

• 是的，我能够理解你的感受，如果是我的话也会感到失望的。

• 我相信你有能力处理这种情况。

儿童通常比我们想象的更坚强，他们能够处理消极的情绪。如果我们在这些时刻支持他们，给予他们信心，这对他们是非常有帮助的。

如果孩子考试成绩不好或遇到其他挫折，在他回家之后你只需要说："你是不是很失望？"然后问孩子怎样才能帮助他。

你也可以提出建议："你已经下功夫学习了。我完全可以理解，这个成绩让你感到沮丧。现在怎样才能让你好受一些？你愿意告诉我吗？拥抱一下，还是玩会儿游戏？"

在这种情况下，有些孩子需要父母的亲近和关注；有些孩子则不一样，如果先让他们分散一下注意力，他们就能更快地消化失败的经历；对于另一些孩子来说，谈论一下自己的失败或是哭一场会更有帮助；还有些孩子则希望和别人一起忙些其他的事情，如一起做饭或散步。

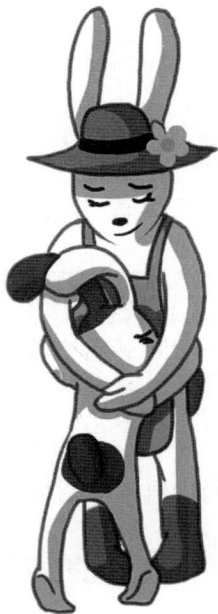

用特定的仪式来支持孩子

当经历失败和挫折时，人们会感到不安和危险。在这种情况下，任何能给我们指明方向和提供支持的东西都会对我们有帮助。仪式感和安全感就能做到这一点。

即使是我们（作者）也不是每件事都很顺利，特别是当我们开始独立创业时，也经历了一系列的失败。曾经我们要举办一个2~3人的研讨会，准备工作忙活了一整天，最后却连场地租金都付不起。我们收到了一个又一个活动取消的信息，不止一次地感到自己是失败者。在那段时间里，我们发明了"失意啤酒仪式"：当我们的努力付之东流，不得不接受失败的时候，我们就会在晚上出去喝"失意啤酒"。这个仪式包括以下三个步骤：

第一步：我们慢慢地喝下啤酒，然后抱怨（"唉，我觉得这太糟糕了！""我太失望了！""我的天呐，我们真失败！"）。

第二步：在喝完最后一口啤酒后，我们互相拥抱，并对对方说："尽管如此，我还是觉得你很了不起！"然后我们回家。

第三步：第二天，我们会思考今后如何才能做得更好。

这个仪式是我们的固定节目，它给我们的感觉是：失败后生活仍在继续，即使一切看起来毫无希望，但总有一个人站在我们身边，相信我们以及我们正在为之努力的事业。

在一个关于"算术能力弱"的研讨会上，我（作者菲比恩）问父母，如果孩子经常失败，他们能做些什么来激励孩子。一位母亲描述了一个特别有效的仪式：

> "最近，玛蒂娜和我每天花10分钟练习算术基础。为了激励她，我提出只要她成绩合格，回家后我们就出去吃一次'胜利冰激凌'。"我问她如果孩子成绩不合格时她会做何反应，她回答说："那我们就出去吃一次'安慰冰激凌'！"

这种方法能使孩子很高兴地知道：当我成绩好时，父母对我很满意；当我成绩不好时，他们也会接纳我！

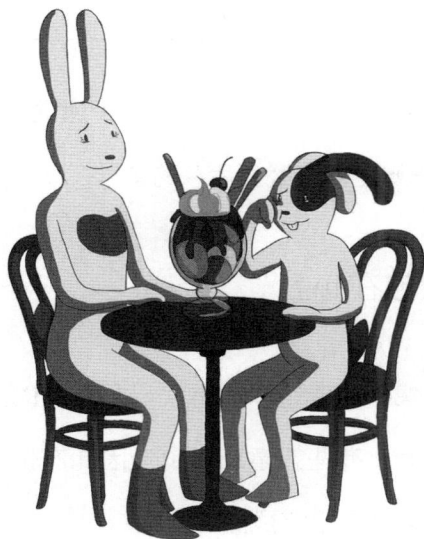

或许你也想和孩子一起制订一个仪式？与孩子一起回答下面的第一个问题，你自己回答第二个问题：

　　1.当你在失败或经历困难后垂头丧气地回到家，我们能为你做些什么？

_____

_____

_____

　　2.我怎样才能向孩子表明，即使在失败的时刻，我也会站在他的身边？

_____

_____

_____

你不需要担心在孩子失败后给予安慰会消磨他对成功的渴望，恰恰是为了"即使面对失败也站在我身后"的父母，孩子愿意做出努力。

不要过于把失败放在心上

孩子越是想用优异的成绩来取得父母和老师的关注，失败对他们自尊心的伤害就越大。有些儿童和青少年因此产生了考试焦虑，还有一些则变得叛逆，拒绝考出好成绩。

　　如果你把人与人之间的关系与成绩的好坏进行解绑，就可以极大地缓解这样的局面，提高孩子学习的积极性。

　　我（作者菲比恩）想给你举一个我学生时代的例子。

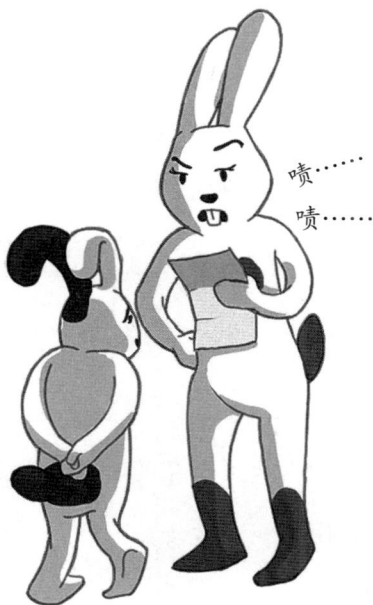

案　例

老师的一封信

　　我上中学时，是班上唯一不会乐器的人。音乐课的第一次考试播放了一段音乐，我们需要回答其中出现的乐器、节奏等问题。我对此一无所知，在满分24分的考试中只得到了2分。

班上的其他人都得到了良好甚至是优秀的成绩，他们中的一些人还取笑我。

我回到家后发现信箱里有一封音乐老师给我写的信。上面写着：

亲爱的菲比恩：

我很抱歉不得不给你一个如此糟糕的分数。我总是很高兴地看到你在课堂上积极的表现，希望我们继续拥有这样美好的时光。

祝好！

你的音乐老师

于是这位音乐老师在长达三年的时间里收获了一个成绩糟糕但满怀激情的学生。他已经非常清楚地告诉了我：我喜欢你，我希望你能继续努力！

如果没有这封信，我可能会在那次灾难性的考试后不确定音乐老师对我的看法。那封信传递的信息是：你的成绩很差，但我们之间的关系一切正常，我希望你能继续努力。这不仅是对我自尊心的保护，也是对我巨大的激励。即使在接下来的几年里我的音乐成绩并没有提高，我仍然尽自己最大的努力去学习——毕竟，我知道我最喜欢的一位老师在课堂上还指望着我呢！

请注意，老师表达的信息由两部分组成，它们同等重要：

- 我喜欢你；

- 我希望你能在能力范围内努力并参与进来。

这位老师的要求实际上相当高，很像上一节中所提到的那位母亲。她在女儿失败时带她出去吃"安慰冰激凌"，以此表示即使成绩不好自己也接纳她，同时坚持要求女儿每天练习10分钟算术。

当涉及孩子的态度和努力的意愿时，家长要严格要求；当结果不尽如人意时则要宽容对待。

帮助孩子正确归因

我们经常听到这样的建议："不应该过于在意批评、错误和失败。"这的确是很好的建议，只是做起来并非易事。我们需要了解"过于"的确切含义，以及如何帮助孩子换一种方式理解失败。

为什么这很重要？因为很多科学研究表明，那些不会因为失败而气馁的人很少会把失败归咎于自身不可变因素。

每当我们经历失败时，我们几乎都会自觉地寻找原因。例如，如果一个孩子在数学考试中很多题目都不会解答，他可能会找出各种不同的原因：

• "我就是搞不懂集合论。"

• "我应该在课堂上更加认真听讲的。"

• "老师讲解得很糟糕。"

• "我今天运气不好。"

• "我太笨了！"

• "我练习得不够，应该早点开始准备考试。"

• "考试的时候太吵了，我无法集中注意力。"

仔细思考我们就会发现这些原因可以分为几个方面：

• 孩子们会从自身（如缺乏天赋、准备不足等）或外部（如教室里的噪声、不称职的老师等）找到失败的原因。

• 原因是可改变或固定不变的。可改变的原因可能有缺乏努力、考试当天头疼或同学造成的分心等；持久固定不变的原因可能是缺乏天赋、能力不足、患有多动症或自己难以适应教学制度等。

• 原因在具体程度上也会有所不同。例如，"我搞不懂集合论"比"我学不会数学"更具体，而后者又比"我很笨"具体一些。

研究表明，那些不善于处理失败，遇到困难就很快放弃的孩子往往认为他们失败的原因在自己身上，而且会一概而论，认为那些原因是不可改变的（Mueller & Dweck，1998）。这些孩子经常用如下句子解释自己的失败：

- "我太笨了！"
- "这些我都不会做！"
- "我的数学成绩一直很差！"

而那些能迅速从失败中恢复，并积极地敢于再次尝试的孩子则完全不同。这些孩子虽然也看到失败中有自身的原因，但他们倾向于将原因归结于自身可变的因素。在失败后，他们可能会说：

- "我开始备考的时间太晚了。"
- "我还没有掌握它的窍门。"
- "我没有付出足够的努力。"
- "我应该更加认真听课的。"
- "也许我应该和朋友一起学习。"
- "我需要一个更好的学习方法。"

根据孩子给出的原因很快就能看出他们在失败后会有什么反应。

那些主要怪罪外部环境（如教室里的噪声、不称职的老师等）的孩子会很生气，或表现得好像自己对此毫不在意。这种方式能让他们短暂地维护自己的自尊心。同时，他们对下一次失败的到来也只能无助地听天由命，因为他们认为自己下次成功与否取决于不可控的外部事物。

那些把失败归咎于自身不可变因素（如智力或天赋）的孩子则会表现得很沮丧。他们感受到的失败是极其糟糕的，例如，他们认为成绩不好是自己愚蠢和无能的标志。

外部不可变因素	外部可变因素	自身不可变因素	自身可变因素
• 愚蠢的老师 • 不合理的教学制度	• 噪声 • 倒霉 • 题目太难	• 智力 • 天赋	• 努力 • 练习 • 学习技巧 • 花费的时间

此外，这些孩子几乎不相信自己可以改变任何情况，因此在失败后很快就会失去积极性。

那些把失败归咎于自身可变因素（如准备不足、努力不够或缺乏学习技巧）的孩子能够维护自己的自尊心，并觉得自己可以改变一些现状。他们不会觉得自己束手无策，而是有着高度的积极性去思考下一次可能遇到的问题，用不同的方式做好准备，更早地开始学习或更多地练习。

因此，我们应该帮助孩子将错误和挫折归因于这些自身可变因素（如准备不足、努力不够或缺乏学习技巧）。

这对多动的孩子来说尤为重要，因为一个孩子越是坚信"我遇到这些困难是因为我患有多动症，这一点我无法改变"，他就越不愿意做出努力。

如果多动的孩子要获得信心，坚信自己可以改变现在的处境，他们应该保持这样的态度：

• 我有多动症，它让我在做某些事情或学习的时候遇到了更多的困难，正因为如此我才要更加努力，多加练习。

家长为了体现这种态度可以这样对孩子说：

• "我知道这对你来说很难，我们干脆就按照你的节奏来学习。对我来说重要的是你能继续坚持。"

• "这真的很难。你在一开始遇到困难的时候没有放弃，我觉得这一点很棒！"

• "哇，表现得真好！这件事真的很令人沮丧，但是你依然很冷静、没有生气。你是怎么做到的？"

我们的同事诺拉·福尔克（Nora Völker）在一家教育理疗机构工作，她在那里负责孩子的学习。有一次，她想和一个男孩一起做阅读作业，男孩却对她说："我不用做这个作业，我有阅读障碍症，学不会阅读！"诺拉告诉他她也有阅读障碍，在这种情况下，一定要多阅读才能学会。对此，男孩感到非常惊讶。

你可以让孩子清楚地了解他是如何获得成功的，以及在失败后如何改进。这种方法可以增强孩子的自信心。

多念叨孩子成功的原因

斯维特拉娜自豪地展示了她的好成绩，父母也感到很高兴，表扬道："你表现得真棒！"他们的反应很正常，但如果我们想要树立孩子的自信心，就应该与他一起分析一下他是如何取得成功的。我们应该让他意识到自己的"成功秘诀"，以便可以再次运用。我们应该问问孩子：

- "你是怎么做到的？"
- "你是如何准备考试的？"

我们可以提出如下假设来告诉孩子，他成功的原因在于自己：

- "你这次开始复习得比较早，我想那是有帮助的。"

- "老师上次告诉我你在听课时更加认真了，也更加积极地参与讨论。我敢打赌，这次的好成绩和这些因素有关。你觉得呢？"

- "我发现你运用新的学习方法能记住更多的东西。"

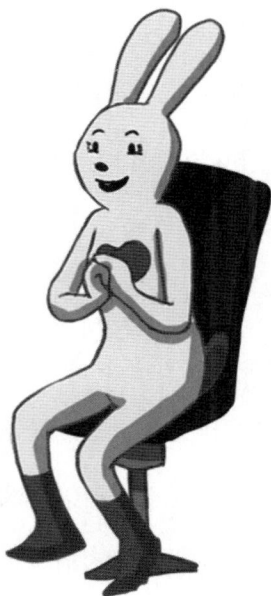

孩子越是能看到成功与自己的行为、方法和技能之间的联系，他的自信心就越强。

需要注意的是，一定要将孩子的成功归功于那些他自身可改变的因素。克劳迪娅·米勒（Claudia Mueller）和卡罗尔·德韦克（Carol

Dweck）的一系列研究表明了这一点的重要性（Wiseman，2012）。

表扬——可变和不可变因素

人们会将成功归因于很多不同的因素，家长会对这些不同的因素提出表扬。在一项研究中，研究人员对这些表扬的效果进行了调查。

他们将儿童分为三组进行智力测试，然后告诉所有的孩子，他们非常优秀，答对了80%的题目。

他们还进一步表扬了其中两组。他们对第一组的孩子说："你一定非常聪明，能解答这么多题目。"对第二组的孩子说："你一定非常努力，解答出了这么多题目。"

你肯定已经注意到：研究人员通过表扬让第一组孩子明白，他们的成绩取决于自身不可改变的特征；反之，他们间接向第二组孩子表明，他们的成功归因于自身可改变的因素。我们再来看看上一节的图表：

外部不可变因素	外部可变因素	自身不可变因素	自身可变因素
• 愚蠢的老师 • 不合理的教学制度	• 噪声 • 倒霉 • 题目太难	• 智力 • 天赋	• 努力 • 练习 • 学习技巧 • 花费的时间

第三组没有得到进一步的表扬。

对成功原因的不同解释会产生哪些影响？研究人员在实验的第二阶段调查了这个问题。

在这一阶段，孩子可以从两项任务中任选一项。他们被告知其中的一项非常困难，不确定他们是否能够解答这个问题，但肯定可以从中学到很多；另一项任务则很容易，他们肯定可以解答出来，但从中几乎学不到什么。

孩子选择了哪项任务呢？得到进一步表扬的孩子和没有得到进一步表扬的孩子之间是否存在差异？孩子在什么样的前提条件

下更有可能接受困难任务的挑战，是当他们的智力得到了表扬，还是当他们的努力得到了表扬？

结果说明了一切：

• 没有得到进一步表扬的孩子中有55%选择了困难的那项任务；

• 因为自身的努力而受到表扬的孩子中有90%选择了困难的那项任务；

• 因为智力而受到表扬的孩子中有35%选择了困难的那项任务。

由此可见，对孩子智力的表扬甚至产生了不利的影响。

我们该如何解释这个结果呢？

让我们站在孩子的立场上想一想。第一组的孩子了解到成功取决于智力，而且实验者对他们这方面给予了肯定。孩子并不能改变自己的智力情况，如果成功取决于智力，那么为什么要尝试这个困难的任务呢？毕竟他们已经证明了自己很聪明，不需要再证明了。另一方面，如果任务解决得好就表明智商高，那么如果不能解决困难任务又意味着什么呢？表示自己很笨吗？按照这种解释逻辑，失败对自我认知的形成非常不利，因此最好的处理方法就是远离挑战。

对于那些因努力而受到表扬的孩子来说，情况则有所不同。他们明白，当他们付出努力时，实验者会给予他们认可。那么，他们会如何选择？非常简单——再努力一次，选择困难的任务。因为即使不能解决，他们也不会失去什么。

因此，如果你让孩子清楚地知道他是通过自己的努力、巧妙的行动和有效的策略取得了成功，那么他就更有可能继续做出努力。

如果你强调的是以下的方面，那么他就不太可能做出努力：

- 只要他愿意做，他就能成功；
- 实际上他非常聪明，就是很懒惰。

越是强调孩子的智力，对于孩子来说做出努力就越不划算。如果不努力还能成功，就说明"我"非常聪明；如果失败了，也没关系，因为"我"还可以把它归结为缺乏努力。

相反地，如果做出了努力，但仍然没有成功，其他人可能就不再认为"我"聪明了。"我"宁愿别人说"我""聪明但懒惰"，而不是"勤奋但愚蠢"。

一个有拖延症的成人曾经说过："我做事情总是使一半的力，从来没有全力以赴。这样，我就可以告诉自己：如果我愿意，我就能做得更快！"

请思考一下：

- 你对孩子的努力表扬得够多吗？能否更加强调一下他的努力？

- 你是否与孩子讨论过他是如何获得成功的？是否强调过有效的（学习）策略、定期练习和坚持不懈的重要性？

- 你是否经常强调孩子有多聪明，只要他愿意他就能取得成功？而这是否导致孩子没有付出足够的努力？

告诉孩子失败后怎么做

在失败之后我们几乎都会自然而然地去寻找原因。常见的解释有："我太笨了"或"反正我学不好数学"……

正如我们所看到的，这些解释会夺走孩子的积极性和自信心。

心理学界一直在研究这样一个问题：这些无助的孩子是否能够学会用其他的理由解释自己的失败，以及这样做是否能够帮助他们保有积极性、不轻言放弃。关于这方面的首次研究是卡罗尔·德韦克（Carol Dweck）在1975年进行的。

有趣的科学知识

克服失败

在这项研究中，一些孩子被分为两个人数相等的小组。一组接受成功训练，另一组接受克服失败训练。

在一个月的时间里，孩子要在每节训练课上解答15个数学问题，这些问题看起来与常规课程中的问题相似。

研究人员给接受成功训练的孩子布置了有能力解答的问题。每次答题结束后，孩子都会收到反馈，说他们的解答是正确的，因此在每次训练过程中他们都会感受到成功。

另一组也是在每节课上得到15个问题，但其中有2~3个问题是他们无法解答的。当孩子解答正确时也会得到肯定的反馈，而对于那些他们无法解答的问题总会被告知解答错误，原因是他们还不够努力。孩子们在训练期间会听到50多次这样的解释。

研究人员在训练前、训练中以及训练后分别对两组孩子进行了测试，以评估他们对失败的反应。结果显示，接受过成功训练的那组孩子在任何时候面对失败都会很无助。训练期间获得的大量成功经历并没有帮助他们更好地应对挫折。

另一组孩子在训练中不得不接受一些失败，并且从训练教师那里获知这些失败与他们的天赋无关，只是因为缺乏努力。这一组很快就表现出坚持不懈的品质。训练过半后，这组孩子虽然经历了一系列失败，但他们解答问题的错误率降低了。训练结束时，他们的努力和成绩并没有因为几次失败而打折扣。教师反映这些孩子在课堂上更加努力，当无法解答某个问题时，他们不会退缩或放弃。一些后续研究也得出了类似的结论，并证明：向孩子解释失败原因时可以做些改变，恰当的解释会让孩子更有毅力、更自信（Chapin & Dyck，1976；Fowler & Peterson，1981）。

我们可以从这些研究中得到两个重要的发现：

1.如果孩子将失败归因于自身可改变的因素，他们就不会感到气馁，并保持斗志；

2.如果孩子认为失败是因为"我太笨了！""我没有天赋！"，那么我们可以为他找到自身可改变的原因，这样那些消极的想法就会在短时间内发生改变。

当然，作为父母你可能不会像实验中那些研究人员的做法那么极端，你只需要不断告诉孩子，他可以通过自己的努力提高成绩。

请将眼光放长远一些，关注孩子的下一次尝试、下一场比赛，或是下一次考试。不过请避免在表述中"翻旧账"，例如：

- "你之前应该更加集中注意力！"

- "如果你之前……会更好。"

- "你之前为什么不试试……？"

这样的话语让人讨厌，会引发孩子的抵触情绪，导致孩子自我怀疑。比较有帮助的是提出一些问题或假设性的表述，间接向孩子传达你相信他的能力并确信他可以通过自己的努力得到提升和获取新知，例如：

- "你能做些什么来更好地记住这些单词？"

- "我在开始学这些内容的时候也很费劲，这需要大量的练习！"

- "你说自己很笨。除此之外你觉得还有没有其他原因导致你的数学考试不及格呢？……是的，我也这么认为。如果你不是在考试的前一天才开始学习的话，你的成绩肯定会好很多。你能做些什么改变吗？"

- "你想怎样提高这门课的成绩？有什么其他的想法吗？"

- "是的，这并没有马上起到作用。不过我相信如果你继续练习的话肯定可以提高。"

• "我觉得你没有马上放弃，很棒！来吧，我知道你是
个勇士，让我们再试一次。"

通过这样的提问和表述，我们向孩子表明，是否犯错或失败已经
不重要了，重要的是：

• 从中吸取教训；

• 再次尝试；

• 不要气馁。

你也可以以身作则，向孩子传达这种态度。

父母也要成为克服困难的勇士

孩子不仅通过父母对自己的评价，还通过观察来学习如何处理
困难。

孩子能通过模仿学会很多东西。他看到、听到你所做的事情和
你所说的话，并模仿你为成败寻找原因的方式。由马丁·塞利格曼
（Seligman et al，1984）领导的一个研究小组证明，孩子会像母亲那
样解释失败的原因，母亲越是把消极事件归结为缺乏天赋（如"我也
总学不好数学"），孩子就越是如此。在这项研究中，这种相关性只
在母亲和孩子之间得到证明。然而，我们也可以假设，只要父亲花足

够的时间与孩子在一起，并且更多地参与到孩子的成长中（如今这样的情况越来越多），孩子也会从父亲那里模仿这些行为。

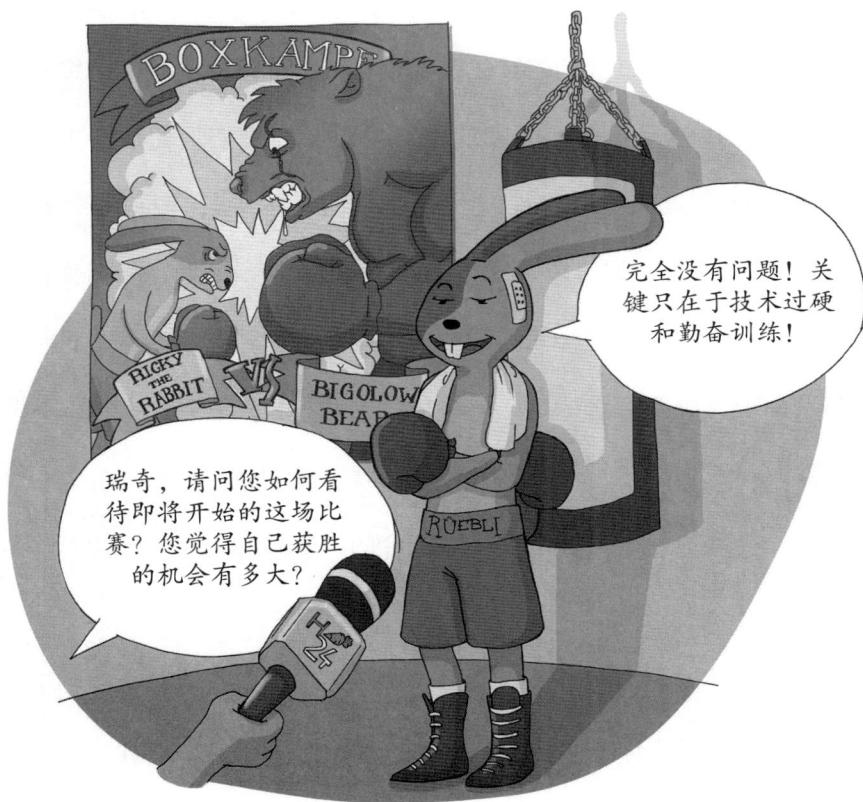

孩子向榜样学习能够较快地提高应对失败的能力，从而增强自信心，只要这个榜样对他们充满足够的吸引力，这一点在成年人身上也有效果。在佩里（Perry）和彭纳（Penner）（1990）的一项研究中，心理学专业的部分学生观看了一段心理学教授谈论自己学生时代

的视频。教授讲述了自己曾经多次遭受失败的经历，在朋友的安慰下才没有放弃，之后他顺利地从大学毕业。他强调：成绩的取得主要取决于自己的努力，能力是能够通过练习获得的。果然与没看过教授采访的学生相比，看过视频的学生在期末考试中取得了更好的成绩！

你可以讲述自己曾经面临的困难，以及你是如何通过毅力和勇气克服这些困难的。这样你就能在孩子面前树立起榜样的形象。

如果你也正在学习新事物，并且表现出足够的耐心和承受挫折的能力，那么你身为榜样的作用就更大了。有一位母亲在我们的一次研讨会上说，她有严重的电脑恐惧症。当她和女儿坐在一起做算术题时，女儿再次抱怨道："我不会做，我就不是学数学的料！"这位母亲说："如果你抱有这种态度是学不会的；如果你再努力一点肯定能学会。"

女儿回答说："可是这就和你有电脑恐惧症是一样的。你马上就放弃了，还说反正你也学不会！有人想教你，你也根本不听。"

这位母亲告诉我们，孩子的一番话让她做了一个决定：让女儿在写作业之前教她几个电脑操作步骤，她跟着练习。"这真的很难。我觉得自己很笨，学起来很慢。不过，勇敢面对自己薄弱项的感觉还是挺好的。我似乎立刻就能理解我女儿的感受了。同时我的坚持不懈也给她留下了深刻的印象，她说她在数学学习上也要这样做。"

你的孩子是应对失败的小能手吗？

一些多动的孩子非常好胜，这让他们难以将失败抛诸脑后。但我们恰恰可以利用这一特点来训练他们应对挫折和失败的能力。

为此，父母要对孩子的好胜心加以引导，让他成为一名应对失败的小能手、小勇士和"小不倒翁"。请告诉孩子：妥善处理失败是一种可以学习的技能。同时，父母要强调面对失败时保持冷静是件困难的事情，这需要孩子拥有极强的自制力。好胜心强的孩子喜欢挑战，我们利用的就是这一点！

这样的引导可以分四个步骤进行。

第一步：发现训练的积极意义

我们需要与孩子一道思考一下更好地应对失败会给我们带来哪些积极的改变。这一步对激发孩子的积极性很重要，也是进行后续步骤的基础。

事实上，能够承受挫折并且在玩游戏的时候输得起是有很多好处的。对一些孩子来说，与其他孩子的交往很重要。他们知道，如果他们在犯错的时候不发脾气，朋友们会更喜欢和他们一起玩。另一些孩子则更看重自身感受。对他们来说，自己能多玩会儿游戏才是最重要的，尽管也许他们在事后也会对自己的行为失当感到不自在或尴尬。

而那些好胜心极强的孩子则会发现想要在游戏、运动和学习上取得更好的成绩，自己就必须更加奋发努力。例如，他们发现只要自己尽快为下一场比赛做准备，或在比赛中犯错后继续保持专注，就一定会取得更好的成绩。

由此可见，在失败时保持冷静对许多孩子来说还是有很大价值的。

第二步：寻找榜样，培养积极的思想

孩子对失败的感受如何，取决于他自己如何解释失败的原因。如果孩子脑海中闪过以下想法，那么他就会对失败持有极其消极的看法：

- "我真是个失败者！"
- "我必须要赢才行！"
- "他们就是想打败我！"

输了就对别人发火的孩子认为别人是故意要伤害他们；输了就哭的孩子认为失败给他们造成了极大的损失，他们或许认为自己输了就没有任何价值了。有些孩子则认为自己无法达到某些重要的目标了，他们竭力地模仿，希望自己能和榜样一样优秀，一旦失败他们就认为这永远不可能了。

我们很乐意利用榜样的力量来告诉孩子挫折和失败是不可避免的。无论你有多优秀，你总是会经历失败。梅西射门会射偏，诺伊尔守门会丢球，费德勒也会击球出界……即使是那些顶尖的选手也会失利。而且，一个人越成功，他失败的时候就会越难受。在足球比赛中输给邻村的球队可能是令人不快的，但是对于巴西国家队的球员来说，0∶7输给德国队被淘汰的那一刻简直太恐怖了。也就是说，一个人实力越强就越要善于克服失败。

"自己的偶像也经历过失败，却能很好地处理失败"，孩子越是能清楚地认识到这一点，榜样的力量就越大。这不仅体现在技能方面，更体现在克服困难的意志力方面。

接下来，父母可以与孩子一起思考一下，孩子的偶像或榜样会如何面对困境，以及当他们遇到困难或应对挫折时可能对自己说的话。

请将这些有用的话语写在榜样们的海报或照片上，并挂在容易让人看见的地方。一个女孩在拉小提琴的时候遇到一首困难的曲子，她马上就生气了。她是小提琴家林赛·斯特林（Lindsey Stirling）的粉丝，希望自己有一天能像她一样拉得那么好。母亲问道："你觉得林赛在练琴的时候会轻易失去耐心吗？"女儿坚定地回答说："不会！"接着她便和母亲一起想出了一些积极的想法，例如：

• "这是一首很难的曲子，我要保持冷静，慢慢来。"

• "如果不成功的话我就把小提琴放下，听听音乐，然后再试几次。"

他们在林赛·斯特林的海报上写下了这些积极的想法，并把海报放在乐谱架后，这样女孩每次拉小提琴时都能看到榜样如此积极的想法。

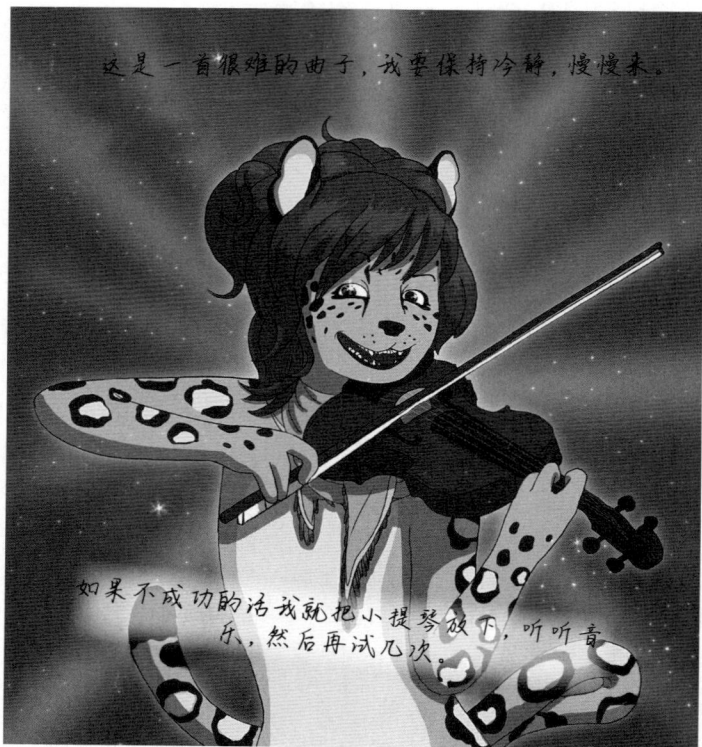

第三步：练习、练习、再练习！

如果孩子只是偶尔一次改变了对失败或挫折的看法，那么当他再次遇到困境时还是不会在态度上产生明显的改变。因此，在练习阶段要让孩子刻意练习应对失败。比较有效的做法是不断提醒孩子这个目标，例如："我们踢足球吧，要不要练习一下如何应对输球？"

如果孩子愿意参加练习，在踢球时丢了一个球或下棋时输了一个棋子之后，他会努力控制自己的情绪或者告诫自己不要要赖。家长应该看到孩子的努力，并且可以这样做：

• 问问孩子，他是如何保持如此冷静的；

• 强调你很高兴，因为一起玩耍的时候孩子能接受你得分或获胜；

• 让孩子明白，他实际上可以更好地将注意力集中在游戏上；

• 表扬孩子，例如可以这样说："嘿，你真和自己的偶像费德勒一样，经受住了失败的考验！"

第四步：逐渐增加难度

对孩子来说，并不是所有的失败带来的糟糕感受都是相同的。对你儿子来说，输给你或许比输给他妹妹更容易接受，或是在花园里踢球时失败与在足球比赛中失利相比更容易让他接受。你们可以先从较容易的情况开始练习，直到孩子能够很好地处理失败。然后可以增加难度，例如与全家人一起玩，或者在孩子的朋友来访时让他们一块儿玩游戏。

输得起能够增强自信心、维护自尊心

拥有健康自信心的儿童对自己有信心，他们相信自己能够克服挑战。同时他们也知道，自己不会总是事事成功，失败、错误、挫折和失利是生活和学习过程中的一部分。

如果孩子没有安全感，他们需要的并不是那些喊着"你能行"的口号、要求他们勇敢的大人。为了树立正确的自信心，他们需要安全感："如果你做不到也没关系，你一定要清楚这一点。"一个孩子越是有安全感，就越会相信：

- 我是可以失败的。

- 错误是生活的一部分。

- 每个人都会经历挫折和失败。

- 我可以尝试一下，而且要考虑到如果不成功该怎么办。

要维护孩子的自尊心，父母、老师和朋友要让他们感受到：

- 无论你表现如何，我们都爱你、喜欢你。

- 当你经历失败时，我们都在你的身边支持你。

- 当你摔倒了，我们会接住你。

当人们以温暖和爱意对待孩子时，孩子最先感受到的是自己作为一个人的价值。而试图通过不断告诉孩子他们很特别，或是比别人优秀来"灌输"给孩子极强的自尊心往往会适得其反（Brummelman et al，2015）。

8.4 要点概括

你可以通过以下方式加强孩子应对失败的能力：

★ 询问孩子，当他考试成绩不好时，回到家后该如何帮助他克服失望的情绪；

★ 如果孩子经常遇到挫折，和他一起制订一个安慰仪式；

★ 让孩子明白，尽管成绩不好，他仍是一个可爱并且有价值的人；

★ 与孩子谈论他的成功经历，并告诉他这些成功是通过努力和练习得来的；

★ 让孩子明白：失败是学习过程中的一部分，努力、训练和巧妙的方法能够使他取得进步；

★ 在对你来说有难度的任务中努力克服困难，给孩子树立一个良好的榜样；

★ 与孩子一起进行克服失败的训练。

9 我的孩子总是高估自己，嫉妒别人的成绩

"亲爱的'和孩子一块儿学习'团队：

你们好！我急需你们的帮助，是关于我12岁儿子的事情。我从他很小的时候就注意到他有些'与众不同'。在学校遇到很多问题后，去年夏天他被儿童精神科医生诊断为多动症。

我儿子马努埃尔一直精力充沛、想象力丰富，喜欢那些'疯狂的故事'。在幼儿园时，这一点还相当讨人喜欢，但有时他的夸夸其谈也会让周围的人感到不舒服。作为母亲我这样谈论自己的儿子，听起来很糟糕，但他的行为真的有点令人讨厌：马努埃尔总是在说大话。他觉得自己的想法最好，玩具最棒，他什么都能做，他的排球技术比别人好。他还不断地贬低自己的同学和兄弟姐妹，对他们的错误或遇到的困难喋喋不休，可他更应该反省一下自己。

现在，他的同学烦透了他的夸夸其谈，便慢慢地疏远他。他在

家里的情况也很糟糕。因为他的升学希望渺茫,所以老师建议我们和他一起多做练习。尽管成绩如此糟糕,马努埃尔却一直声称考试很容易、很顺利。当我们想和他一起做练习或为考试复习时,他都拒绝了,他觉得这些题目太'小儿科',他'早就全都会了'。你们能给我一些建议吗?我怎样才能让他改掉这个毛病?"

马努埃尔的母亲感到很无助。她束手无策地看着儿子因为过于自信的行为而毁掉友谊、危及学业。

这位母亲并不是唯一有这种担忧的人。多动、冲动的儿童和青少年往往倾向于在别人面前夸大和高估自己。在他们眼里,任何任务都是"小菜一碟"或"小儿科",即使结果并不像他们说的那样。但是他们一旦遇到阻碍就会沮丧地破罐子破摔,刚才还"小菜一碟"的任务现在就变得"太难了",他们觉得自己"太笨了",无法完成。

这种从自我吹嘘到自我贬低的快速变化不仅困扰着他们自己,也给身边的大人带来了很大的苦恼,让他们疲惫不堪。父母和老师经常会问自己这些问题:

• 当孩子自我吹嘘而不愿意参与某项任务时,我应该做何反应?我应该劝他不要这样做吗?可是当我指出他的错误和糟糕的成绩时,他完全不理睬我;

• 我到底该不该表扬我的女儿？我不想鼓励她的浮夸行为。

为了能够回答这些问题，我们必须了解为什么患有多动症的孩子会如此自大。

9.1　吹嘘是为了保护自己

科学研究一再证实，受多动症影响的人会夸大他们在社会、学术和行为领域的能力和成就（Owens et al，2007）。他们似乎更容易在存在很大困难的领域中高估自己（Hoza et al，2012；2004；2002）。例如，如果受多动症影响的儿童在数学方面的成绩最差，那么他们就最有可能美化自己在算术方面的成绩。研究人员对这种情况出现的原因进行了激烈的讨论。目前的研究结果指向了"自我保护假说"，认为受多动症影响的儿童之所以自我夸大是为了掩盖自己的弱点和缺陷，从而保护他们的自我价值（Diener & Milich，1997）。

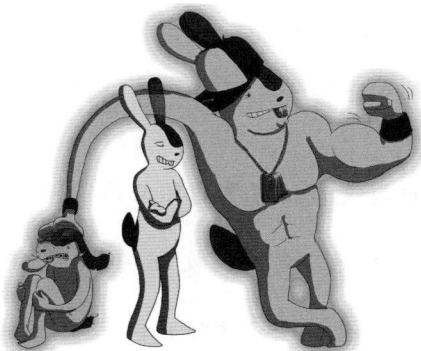

根据这一假说，多动的孩子对自身能力的高估是一种应对策略，是为了让可能出现的失败看起来不太可能和不太具有危险性（参考文献同上）。这就能解释为什么高估自己的行为尤其会出现在表现不佳的领域，因为恰恰是在这些领域迫切需要这种应对策略！然而，从长远来看，这种应对策略并不可取，正如马努埃尔的例子所表明的那样：

马努埃尔认为，自己在算术方面的不佳表现威胁到了他的自我价值。他觉得自己不可能马上掌握这门学科的所有知识，他不想让自己出丑，并且讨厌总是做错题目的不愉快感受。为了保护自己，避免不愉快的情况发生，马努埃尔总是坚定地声称他已经完美地掌握了乘法表等算术知识，所以他会拒绝母亲与自己一起练习的任何尝试，并认为这毫无用处。这种回避会导致他在知识方面与别人的差距越来越大。由于基础知识的欠缺，他现在在除法和乘法方面也存在问题。而且，马努埃尔学不好算术其他知识点的可能性也会越来越大。长此以往，他的这些消极的信念会变得根深蒂固，如：我在算术方面"太笨了"，或者因为患有多动症，我"什么都做不对"。

我们坚信：对自己的高估以及由此而来的否定让多动的孩子没有机会面对并克服自己的弱项，从而导致他们无法改善自身问题，无法逐步体验进步和成功。

9.2 赞扬反而让小吹牛大王回归现实

面对吹嘘的行为人们的本能是表现出反感，如果人们能给予赞美和关注反而会取得奇效。赞美能够提高自我价值，帮助孩子降低通过吹嘘的方式来高估和保护自己的需要。这样，多动的孩子也可以更好地应对自己的弱项，并放松他们的防卫姿态。

有趣的科学知识

赞扬——对小吹牛大王有利还是不利？

一项早期研究调查了积极的反馈对多动症儿童的自我评价的影响（Diener & Milich, 1997）。研究人员让多动症与非多动症儿童一起搭建乐高模型，并与他们分别进行谈话，询问他们对游戏成果、乐趣及自己是否受游戏伙伴喜爱的看法。

结果表明，患有多动症的儿童高估了他们在游戏伙伴中的受欢迎程度。

在第一轮游戏结束之后，有一半的儿童得到了测试员的表扬："我刚刚在隔壁房间遇到了一个男孩，拿到了他的调查问卷。他说很喜欢和你玩，并期待与你再次见面。他似乎觉得你很好。"

接着，孩子被要求再次一起搭建乐高模型，并在结束时再次对游戏表现、乐趣及自己是否受游戏伙伴喜爱进行评价。

之前简单的赞扬让患有多动症的儿童进行了更真实的自我评价。在得到积极正面的反馈后，他们纠正了自己一些扭曲的看法，更客观地评估了自己的表现和受游戏伙伴的喜爱程度。没有得到任何表扬的多动症儿童则完全不同，他们依然坚持高估自己。

研究人员对在阅读、算术或拼写方面有缺陷的儿童进行了研究，得出了类似的结论（Heath & Glen，2005）。这些10~13岁的孩子被邀请到实验室，并被要求参加拼写测试。在开始之前，测试员向每个孩子提出了以下问题："在这个测试中，你这个年龄的孩子普遍能够正确地拼出（X）个单词。你认为自己能正确拼出几个？"孩子给出了他们估计的数字，然后开始进行测试。在这项研究中，也有一半的孩子在完成任务后受到了表扬——另一位测试员随口说道："我刚刚在门外和一位同事聊了会儿。虽然我不在测试现场，但她说你做得很好，她很高兴和你一起参加了测试。"另一半的孩子则没有收到任何反馈。

为了弄清积极的反馈是否能改变孩子们的自我评价，他们再次进行了类似的测试，并要求孩子们对自己未来的表现进行猜测。在这项研究中，积极的反馈所产生的影响也存在着明显的差异：患有学习障碍的儿童在接受表扬后能更好地预估自己未来的表现，如果没有得到反馈，他们依然会高估自己的表现；对那些没有学习障碍的儿童来说，他人的反馈则不会对自我评价产生影响。

关于"自我保护假说"的研究表明：受多动症影响的儿童需要得到积极的反馈，特别是在对他们来说困难的领域。父母和老师可以用积极的反馈来帮助这些孩子面对他们的弱点和缺陷，让他们意识到自己不需要通过不断炫耀的方式来保护自己。

因此，当马努埃尔声称"这是小菜一碟！我已经会了！"时，我们最好记住这句话背后的需求：自我保护，不参加危及自尊心的任务。此时，与他讨论任务的难度或是他的能力问题都有极大的危害！正如我们所知道的，这会使马努埃尔更加封闭自己。因此，我们不如把注意力放在孩子的学习过程上，表扬孩子并表达明确的期望：

• "因为我们一直在练习，所以你真的有了很大的进步！让我们来看看今天还能学些什么。"

• "对我来说你能做得多好并不重要，重要的是你努力了, 我就为你感到骄傲。准备好参加比赛了吗? 勇敢的战士。"

- "我很高兴你觉得这比较容易, 说明你在课堂上一定认真听讲了, 真棒! 不过真正的王者也需要不断练习。你准备好了吗?"

当着孩子的面对孩子的重要照看人说:

- "我今天太高兴了, 马努埃尔早早就开始学习数学了, 而且丝毫没有抱怨。他正在努力克服困难, 肯定会越来越好的!"

提示

要想让你的赞扬产生积极效果, 赞扬的内容要实事求是, 过于夸大的赞美反而会适得其反。请问问自己该如何以一种自然的方式来表达你的赞赏, 表扬孩子很努力, 虽然遇到了困难但还是愿意尝试新任务, 并且正通过不断练习而进步。

即使是微小的进步也要反馈给孩子

通常情况下, 成绩不佳的孩子不爱学习, 因为他们没有看到学习的意义。即使经常练习, 他们的进步也很缓慢, 一开始并不能在成绩上体现出来。他们的感受是尽管做出了种种努力, 但成绩还是不及格。沮丧之余，他们破罐子破摔，或者假装自己已经"无所不知"，这两种表现都是为了逃避学习以及由学习产生的无助感。

你需要向这些孩子证明他们的努力是值得的，以及他们能够通过练习得到进步。你可以通过以下方式向孩子表明这一点：

- 不把他的表现与兄弟姐妹或同学的表现相比较；

- 问问自己，与上次相比，孩子在哪些方面有进步；

- 将这些微小的进步反馈给孩子，并与他一起为之高兴。

具有针对性的反馈能让孩子心理强大起来，也能提高他们的积极性。你的孩子是否比几周前朗读得更流利了？在练习中，他能正确解答的算术题是不是越来越多？他现在在面对那些原本会让他失控的困难时是否能做到不放弃？他学习起来是否比过去更有积极性？

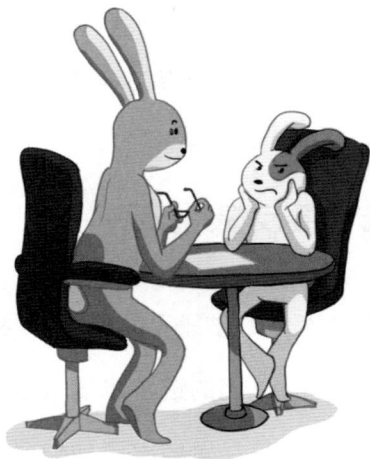

请留意这些微小的进步，并及时向孩子反馈他在哪些方面比过去有进步。或许你也可以时不时地把他阅读的情况记录下来、制作一个记录算术正确率的表格，或者保存好旧的练习本，以便让孩子了解自己在不同科目上取得的进步。

9.3　有技巧地批评

父母越是经常批评多动的孩子，孩子就越会膨胀和高估自己（Emeh & Mikami，2014）。这是因为批评会削弱孩子的自我价值，所以孩子会通过吹嘘来强化自己的内在价值感。当然，我们也不能把孩子放在温室中让他远离所有的负面评价，但我们却可以建设性地提出批评。当批评是针对个人且笼统的时候，会非常具有伤害性。

会把事情搞砸的批评方案

1. 在批评中总是加上一些惯用的刺激性词语，比如：

- "我们总是要等你！"

- "你就不能自己做一次作业吗？！"

- "你又忘了你的外套吗？"

- "你到底能不能不找你弟弟的麻烦了？"

2.严重混淆对个人及其行为的批评，同时进行人身攻击：

- "你会把我逼疯！"

- "你就是靠不住。"

- "你就是故意这样做的。你总是要这样激怒我吗？！"

如果我们想加强孩子的自我价值感，鼓励他面对自己的弱点，我们可以按以下方法进行：

建设性批评方案

提示	例子：非建设性批评	例子：建设性批评
将重点放在将来，并表达你的期望。	"你能不能不要总是一开始就说废话？"	"我希望下次我们能直接说重点。"
批评行为，而非个人。	"你就是一个乱糟糟的人！"	"我希望你能把外套挂在钩子上。"
肯定地给出指令，说出你在某个情况下期待的行为。	"不要再打妹妹了！"	"我希望你能用另外一种方法表达愤怒。如果妹妹惹到你了，你可以去另外一个房间。"

回想一个孩子让你恼火的具体情形。在这种情况下，建设性批评会是怎样的？

_____

_____

9.4　结束孩子与兄弟姐妹间没完没了的竞争

我们可以用一种危害较小的方式进行批评，而且可以帮助孩子以更健康的方式获得关注和认可。

在与本章开头提到的马努埃尔的父母交谈时，我们发现他的妹妹拉拉总是不费吹灰之力就能取得优异的成绩。她在幼儿园时就对阅读和拼写很感兴趣，现在在学校里的学习进步也很快。对马努埃尔来说，要承认妹妹很优秀是非常困难的。如果拉拉得到父母的表扬，马努埃尔就会在旁边阴阳怪气，或者提出抗议，说他自己做得比妹妹更好。父母很注意肯定每个孩子在特定领域的能力，如果拉拉在某一科目上比哥哥强，他们就会鼓励马努埃尔，说他在体育或历史方面有优势。

父母希望孩子能停止他们之间没完没了的比较和竞争，但他们却没有注意到，恰恰是自己的某些做法在不知不觉中助长了这些争斗。像"你（更）擅长……"这样的句子进一步刺激了孩子的竞争意识，因为它们向孩子传达的信息是：原则上来说，在某一领域做到最好的确是很重要的。兄弟姐妹之间并没有去发掘彼此的优缺点，而是开始互相比较：谁在哪些方面更出色？从平时的表现来看谁更胜一筹？像马努埃尔这样聪明的孩子很快就会发现，与学习成绩好、适应能力强并且深受同学们喜爱的妹妹相比，他落了下风。

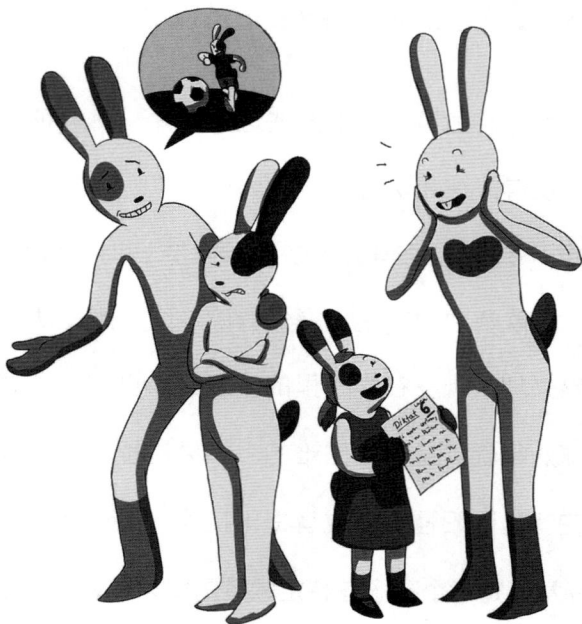

当我们说"你在……方面更出色"时，我们会激发孩子产生这样一种想法，即认可是一种有限的资源，只留给那些能够超越他人的人。因此，当其他孩子获胜或在自己面前得到表扬时，孩子会感觉到有什么东西被夺走了，或是他们的价值自然而然被贬低了。他们会想出各种办法来索要和捍卫他们的那块"被认可的蛋糕"。他们自夸或贬低对方,就是为了在与别人的比较中重新达到平衡。

对认可和赞赏的需要是人的一种基本需求。因此,马努埃尔寻求父母的关注和认可是非常自然的,但是为了实现这一目标而吹嘘自己和贬低妹妹却是极其不健康的做法。

在咨询之后,马努埃尔的父母找到了一个健康的方法。在接下来的几周里,他们不再关注哪个孩子在哪个方面更出色,而是关注他们作为一个团队的工作能力。他们告诉孩子们,如果他们兄妹愿意和谐相处并互相关爱,父母会为他们感到自豪。为此,他们有意调整了日常生活中的一些安排,让兄妹二人在一起和谐地玩耍、欢笑、相互帮助。此时,父母可以用这样的语句来表达他们的自豪:

- "嘿,你们真是一个了不起的团队!"

- "你们都已经达到这个水平了?!光靠一个人的力量可不会这么快!"

- "你们相处得真好。"

父母注意到要给予马努埃尔一个新的角色——重要的大哥哥。在日常生活中,他们特别强调马努埃尔的这一点并有针对性地表扬他。他们也会重点关注马努埃尔,并在某个安静的时刻表达他们的赞赏:

• "你妹妹会为有你这样一个伟大的大哥而感到骄傲的。"

• "我相信拉拉对于你能抽出时间和她一起滑冰而感到很高兴。"

• "你今天让拉拉选电视节目，这很贴心。真希望我当年能有一个像你这样好脾气的大哥哥！"

• "你能给拉拉讲解这段历史课文吗？我之所以问你是因为你最近把她照顾得很好。真是太棒了。"

• "拉拉真幸运。她能从她大哥那里学到很多东西。"

• "你能帮助妹妹真是太贴心了。你知道这对她有多大的帮助吗？你真是一个心胸宽广的好哥哥。"

很快，关于"成绩"的话题在家庭生活中失去了意义。父母惊讶地发现马努埃尔在新角色下成长得特别快。

9.5 要点概括

你可以通过以下方法在家庭中围绕"成绩"这个话题创造更轻松的氛围：

★ 对孩子在困难领域取得的进步表示赞扬；

★ 关注孩子的微小进步，并让他知道你对此感到高兴；

★ 给予孩子建设性批评并对未来提出希望，而不是纠缠于过去的错误行为；

★ 不对孩子之间的优缺点进行比较，最重要的是强调兄弟姐妹之间相互友爱。

10 多动症儿童拥有隐藏天赋

对于大多数多动的孩子来说，学校时光是他们一生中最艰难的时期，上学所需要的能力全都是他们不擅长的。有些父母，尤其是父亲，认为他们必须为孩子日后的职业做好准备，他们不希望自己的孩子在"软绵绵的拥抱式教育"的温室中长大，当日后生活的疾风骤雨来袭时孩子就会被打得措手不及。因此父亲们可能会说出以下的话：

· "没有一个好文凭，以后干什么都不行！"

· "你必须得坚持下去，日后的生活也不会比现在轻松！"

· "在日后的工作中人们注重的也是结果，而不是你努力与否。难道我现在应该表扬你已经很努力了，但就是结果不好？"

然而人们常常忽略的是，对多动的人来说，职业生活比求学时光要轻松得多，因为：

· 他们可以根据自己的优势选择职业；

• 他们在工作中因为有能力而更自信，因此也会表现得更出色；

• 随着孩子的不断成熟以及采取的各种应对方法，多动症症状通常会随着时间的推移而减轻，而且在工作中多动症状产生的影响也不再那么重要，例如工作中就不像上学时有"留级"一说；

• 他们表现出的优点在工作中显得更为重要；

• 他们在工作中能够更好地激励自己。

多动症患者在工作中能看到行为与结果之间清晰的联系。对他们来说，如果有客户在等着他们供货，而不是要按照教学计划去学那些"不明确"的东西，他们会更容易做出努力并承担责任。

对于他们来说，由于工作更加联系实际，自己也更能体会到工作的意义，同时其他人也在工作上与自己有千丝万缕的联系，最重要的是这份职业是自己选择的。因此，对他们来说，即使工作上有不如意的地方，他们也更容易接受。上学的时候是"我必须这么做，因为我被要求这么做"，而现在是"我必须这么做，因为我自己想这么做"！

因此，很多多动的孩子在成熟之后，或在拥有明确目标的情况下会继续努力获取文凭或参加进修。

当然，对于多动的孩子来说，在上学期间最重要的仍然是尽可能多地学习知识，弥补存在的知识漏洞，并与其他同学保持同步。然而，对于他们的人生道路来说，更重要的是他们作为一个个体能安全度过这段时间。尤其当孩子因为多次不理想的成绩及负面的评价而灰心丧气，从而给自己贴上愚蠢或毫无价值的标签时，我们必须要有意识地给予安慰。因此，有必要让孩子：

- 在家里和学校里都能得到赞赏；

- 看到自己的长处；

- 能够发挥兴趣和才能；

- 能体验到成功；

- 有归属感；

- 体会到自己能让家庭及他人的生活更精彩；

- 知道父母和老师坚信他们拥有美好的未来；

- 体会到自己在社会中有一席之地，而且日后有可能会

事业有成。

你现在可能在想："这都很好，但我如何才能做到呢？"你准备好和我们一起去寻宝，挖掘孩子隐藏的才能了吗？你是否想知道如何发现孩子缺点背后的优点，以及为什么职业生活可能更适合你的儿子或女儿吗？那我们就开始吧！

10.1　多动的孩子：能力比一般人高得多

学校生活与职业生活存在着很大的差异：在学校里，全能型人才最受欢迎，而在如今的职业生活中，专业型人才才是最受欢迎的；在学校里，各科目成绩均衡最重要：那些在语言、自然科学、体育和艺术音乐领域都有天赋，并且在所有这些领域都付出同样努力的人，才能取得更好的平均成绩。

其实，多动的孩子往往是专业型人才。他们能被某些话题或活动极大地吸引，在这些领域产生巨大的毅力和动力，因此不乏独特的专业知识或技能。简而言之，他们能表现出对相应领域独特的兴趣，并且达到一定的专业高度和深度。在学校里，这一特点往往是他们的败笔，但是在职业生活中却被视为上天的"馈赠"，正如我们在本章中所看到的。

在研讨会上，我们经常了解到父母会觉得这些特殊的兴趣很麻烦。他们认为孩子与其积累更多关于科技、编程或天文学的知识，或忙于绘画、音乐或艺术体操，不如将精力放在"重要的"科目上。他们经常会说："如果孩子在学校不努力学习就会丧失很多机会，以后肯定也做不了自己想做的事。"

有时，父母甚至会很过分地阻止孩子从事与爱好相关的事情，以便为家庭作业和学校学习争取更多时间。

这样的做法很少会成功——突然间，孩子得以建立自信和确立自身优势的领域不见了。他们被剥夺了这样的体验："嘿，训练和努力是有回报的！我可以做成一些事情！我的教练为我感到骄傲！"而现在，孩子会更加讨厌学校，因为他们缺少了重要的调节情绪的机会。

家长经常告诉我们，他们的孩子在假期中才能够真正"绽放"。在这段时间里，他们可以不受干扰地从事自己具有优势的事情，专注于自己的兴趣。通常，在与家人共度的假期中，气氛更加轻松，孩子的情绪也更加稳定。如果你能在日常生活中为孩子擅长的活动创造足够的空间，你将为孩子，同时也为自己带来巨大的好处。

首先，请问问自己，你的孩子在哪个领域展现出了独特的兴趣或优势。他是否有一个特别感兴趣的学科（如科技、国际象棋、天文、考古或历史）？他是否热衷某项运动？他是否觉得自己在艺术、音乐或手工艺领域更加如鱼得水？

在此写下你的想法：

_____

_____

_____

_____

_____

_____

接下来，请对孩子的优点表现出兴趣，欣赏并鼓励他，从而帮助他培养更强的自信心。以下几种方法都可以帮你做到这一点。

向孩子提问

当我们与人分享自己的爱好时，就会和这个人产生亲近感和关联性。也许下一次当你的孩子正在努力解决一些问题时，你可以坐在他的身边，问他是怎么考虑的；或者请他展示空手道训练后新学会的踢腿；如果你允许孩子讲述他感兴趣的罗马人、外太空、昆虫或马匹，他是否会眉飞色舞呢？

在这种情况下，谈论孩子在体育、音乐、艺术或其他学科中的榜样将特别具有启发性。当你向孩子提问时，你往往也会了解他们的具体观点，以及关于愿望和梦想的具体细节。例如你可以询问你的孩子对他的榜样有什么印象？这个人是如何在他的领域做到如此出色的？他是如何取得突破性进展的？你的孩子又是如何关注到这位特殊人物的？

让孩子成为专家

如果我们能够承认孩子的能力，并让他们在某些领域发挥主导作用，那么就会增强孩子的自信心。你的孩子对中世纪、恐龙或海洋生物感兴趣吗？那么你就有了一个绝好的机会——不时地让孩子给你展示一本关于他喜欢的主题的书，或者请他给你解释某个知识点。你的孩子热爱下国际象棋或对花样滑冰充满激情吗？认真观察并称赞他是多么优秀，甚至还有可能让他"教教"你呢！谁能想到，爸爸在试着滑冰的时候总是摔跤，而且还笨手笨脚的？或许妈妈也完全无法想象玩象棋游戏或非常流行的电脑游戏需要掌握这么多技巧。孩子喜欢这种角色转换，这让他们看到自己掌握了很多东西，并且还加强了与父母的联系。

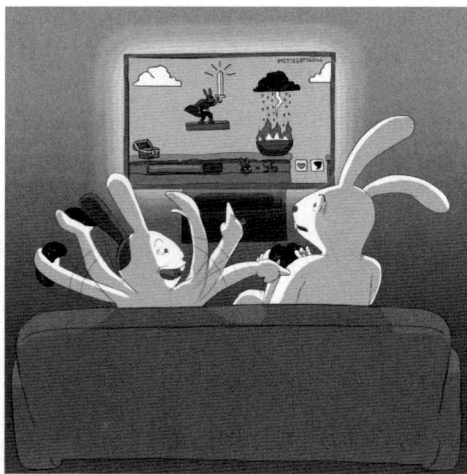

和孩子一起填满"兴趣百宝箱"

无论是电影、博览会、体育赛事还是孩子喜欢的主题展览，这些活动对孩子来说都很特别。很多父母发现他们的孩子在计划这样的外出活动时总会产生意想不到的热情。在这种情况下，只要你足够早地宣布这些活动，孩子就会为这些事情做大量的准备。他们会阅读相关资料、收集有意思的信息，或制订流程计划，以便能够尽可能地将博览会、动物园、交通博物馆或科技馆中所有有趣的地方都参观一遍。

尽管费时费钱，但这些投入都是值得的！几个月后，孩子仍然会用闪着光的眼睛谈论慕尼黑安联球场的足球比赛、模型建筑博览会或克里姆特①博物馆。

在参观时，你可以有意识地让孩子扮演专家的角色，让他带你参观并详细讲解所有的事物；你们可以在一些地方拍几张漂亮的纪念照；你还可以鼓励孩子把一些宣传册、活动册或明信片带回家作为纪念品，你的孩子可能会用这些东西制作一个小的百宝箱，或者把它们制成一本游记小册子。你也可以在日常生活中时不时地给孩子制造一些快乐，例如将偶然在报纸上发现的与他最喜欢的话题相关的文章剪下来，或者将一本相关话题的杂志送给他，给他一个惊喜。

---

① 古斯塔夫·克里姆特（1862 年 7 月 14 日 – 1918 年 2 月 6 日），奥地利维也纳象征主义画家。

你的孩子可以用什么来装满他的百宝箱呢?

将孩子介绍给与他志趣相投的人

有时父母会发现自己很难与孩子的兴趣产生共鸣——他们虽然已经尽力了,但还是无法对当地的鸟类、漫画或飞机模型感兴趣。有时,拥有不同寻常的兴趣的孩子也会遭到同龄人的排斥,因为大部分同龄人可能认为这些话题"枯燥无味"。

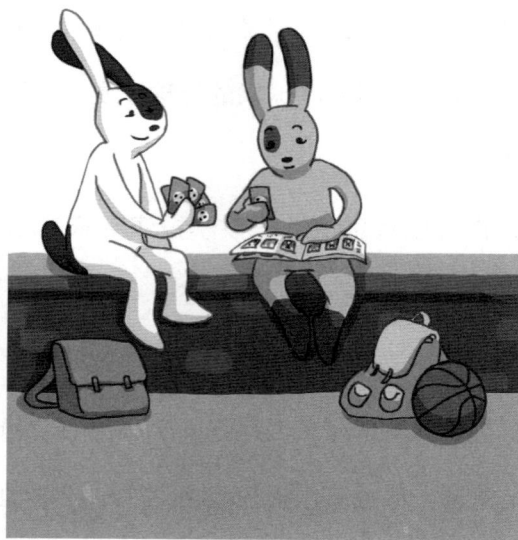

为了能让孩子无忧无虑地追求他的兴趣,你有必要留意一些俱乐部的信息。哪里能让孩子有安全感地追求自己的兴趣?他在哪里可以遇到志同道合的人?附近是否有国际象棋俱乐部、鸟类保护协会或

木雕课程？你可以通过这种方式为孩子提供结识新朋友的机会，让他们能畅所欲言地交流自己的爱好，看到自己的长处，并互相学习。当然，成人的俱乐部也完全没有问题，特别是当孩子的兴趣非常特殊，而其他孩子都不太喜欢时。

案 例

女孩的梦想

在我（作者斯蒂芬妮）还不到4岁的时候，我在报纸上发现了一则广告：芭蕾舞剧《天鹅湖》。我被那个穿着闪亮的芭蕾舞裙和尖头鞋的美丽而优雅的舞者深深地吸引了。我那时非常坚定地想：我一定要成为一名芭蕾舞演员。但是我的父母对此不以为然：他们认为我太小了，这项运动很难出成绩，而且训练对我的骨骼有伤害。然而，他们低估了我作为孩子的固执。

几周后，我颤抖着双腿第一次迈进芭蕾舞厅，一生的热爱由此而生。年复一年，我努力训练，翻阅相关的书籍和小说，省下零花钱买芭蕾舞裙，渴望自己可以开始用趾尖跳舞的那一天。我做了舞蹈拼贴画，写了芭蕾舞故事，并在休息时与同是舞蹈爱好者的朋友们在操场上跳来跳去。

小学毕业后，我的大多数芭蕾舞朋友都转向了"更酷的运动"，他们去参加足球训练、跳嘻哈舞蹈或加入田径俱乐部了。他们对谈论编舞、抱怨肌肉酸痛或憧憬大舞台失去了兴趣，芭蕾舞迅速沦为"小女孩的粉红色运动"，我关于芭蕾舞的远大梦想越来越受到同龄人和成人的嘲笑。

多亏了几位明智的人，我才没有在压力下屈服，将我的热情保持到了今天：

我年迈的芭蕾舞老师决定给我一个新角色，以此向我证明她对我的重视。我始终清楚地记得，当她问我是否愿意成为她的"小助手"时，我的心脏跳得有多快。在课堂上，我被允许向芭蕾舞初学者展示如何练习，并与他们一起排练一小段舞蹈。我的自信心随着每堂课的进行而逐渐增强，我很少会像在芭蕾舞学校的圣诞演出中那样骄傲自豪。

我的父母鼓励我坚持自己的兴趣，并一如既往"勇敢地"忍受着我对转身和跳跃的讲解。他们只是让我做一个孩子，没有说服我放弃我的梦想，并相信我会走好自己选择的路——无论这条道路最终是什么样子。他们从来没有忘记什么对我来说是重要的：每年，父亲都会为观看我的圣诞演出穿上别致的衣服，扮演摄像师的角色；母亲为幕后兴奋的女孩们编出无数种芭蕾舞演员的发型，为我们自制玫瑰胸花，并在演出时为我们找好座位。而我可怜的弟弟呢？尽管在我们的小芭蕾舞学校里有难以言喻的噪声和闷热，他还是勇敢地坚持看完了一场演出。

为了庆祝演出成功，我们每次都会在那个叫"海神波塞冬"的餐厅里享受一个巨大的覆盆子酱冰激凌。即使在多年后，当我的年龄已经变得"太大"而不好意思主动要求这个挚爱的仪式时，父母也仍然会这么安排。

我和父母参观巴伐利亚州芭蕾舞团的经历同样令人难忘。我还记得自己与专业舞者一起练习并参观舞台，多年后的今天我仍然珍藏着当年首席芭蕾舞演员的签名芭蕾舞鞋。

鼓励你的孩子，并为他喝彩

多动的孩子经常感到自卑，会嫉妒他们的兄弟姐妹，甚至把自己称作是家庭的"害群之马"。尤其是当孩子经常从其他人那里得到负面的评价时，我们更应该考虑如何让他们把自己积极的一面表现出来。

案 例

为孩子喝彩

你可以帮助孩子组织活动来增强他们的自信心，让他们处于有利地位。一位母亲讲述了她12岁的女儿——一个真正小书虫的故事。这位母亲帮助她的女儿在暑假期间实现了一个狂热的愿望：他们一起把女儿的房间暂时变成了图书馆。他们向朋友、邻居家的孩子和同学发出邀请，邀请他们参加下午的读书会。早在几天前，小女孩就按照不同的主题摆放好了书籍，设计了"会员卡"并计划了图书馆的周末活动。在活动当天，她带着来访者参观，借出了一些书籍，最后还读了一段她自己写的故事，打造了当天的高光时刻。

★

另一位母亲告诉我们，她的女儿桑德拉是一位狂热的足球运动爱好者。从她很小的时候起，他们一家人就是在运动场上度过星期天的，全家都为他们的女儿加油。

自从进入青春期后，一切就发生了改变。现在14岁的女孩突然责备起她的父母："你们太丢人了！你们以后加油能不能收敛一点？！"渐渐地，她不再看场边的父母，比赛结束后会一言不发地和朋友们一起离开。

一段时间后，父母受不了了，决定要更有意义地度过星期天。从那时起，他们不再去观看女儿的比赛。事实上，去看她踢球对整个家庭来说投入很大，而桑德拉显然一点也不领情。

父母坚持了一段时间，在周日做别的事情。几周后，有一场重要的比赛将决定球队是否能晋级到地区联赛。父母绞尽脑汁思考他们应该做何反应。当被问及他们是否应该去观看比赛时，桑德拉只是无所谓地耸了耸肩。于是，在周日，女儿独自登上了球队的大巴，在没有父母陪伴的情况下前往比赛现场。

桑德拉的母亲在上午变得越来越不自在。她觉得自己让女儿失望了，错过了女儿生命中的一个重要时刻。因此，她在最后一分钟开车赶到足球场。当她来到"球员休息区"时刚好赶上开球。当桑德拉踏上球场，看到母亲时，脸上闪过一丝微笑。

经过艰苦的90分钟，她们成功晋级，桑德拉开心地和队友们一起庆祝。桑德拉的母亲最后看了一眼兴奋得活蹦乱跳的女孩子们便走向了汽车。就在她打开车锁的时候，桑德拉汗流浃背地朝她的方向跑来，喊道："妈妈，等等！"

她有点尴尬，把不明就里的母亲搂在怀里，低声说："谢谢你能来。"然后她就像来时一样迅速地消失了。

在研讨会上，桑德拉的母亲鼓励其他青少年家长也这样做。她肯定地说："就算孩子声称他们对你的鼓励无所谓，不在乎你的支持，也不要让他们把你推开！我认为他们是能感受到父母的鼓励和支持的！"

为孩子追求兴趣创造良好的条件

我们还可以在能力允许的范围内为孩子提供经济支持，以促进他们发展自己的兴趣爱好，例如可以为他们购买参考书、DVD或运动服。你的孩子也可以在家里赚一些额外的零花钱来用在自己的爱好上。如果你的孩子正在存钱进行一项重大的采购，例如置办一个水族箱，那么你就能发现他对此表现出来的毅力。你可以不时地鼓励孩子数一数他已经存下的钱，并一起想一想他已经可以用这些钱买什么了：水箱？照明系统？通风系统？或是石头和植物之类的装饰物？

除了资金，另一个因素也起着重要的作用——时间。父母要有意识地为孩子预留发展兴趣的时间。

案 例

给孩子的兴趣留出时间和空间

索拉娅的父母早在孩子上幼儿园时就注意到他们的女儿思维缓慢、注意力不集中。当她上小学以后，情况变得更加糟糕。

　　不久前，班主任在给父母的信中反馈说索拉娅缺乏毅力，总是心不在焉、磨磨蹭蹭、不听指令。由于索拉娅在这段时间里变得越来越不自信，父母便希望与班主任进行一次交流。班主任表示她非常担心索拉娅会逐渐失去自信。父母和老师一道想出了一个主意，那就是让索拉娅在自己的优点上找回自信。从很小的时候起，这个小女孩就很有创造力：在空闲时间里，她总能满怀激情地坚持画画。班主任也注意到了她在绘画方面的天赋。

　　父母为他们的女儿报名参加了一个绘画课程，索拉娅将会在一个有安全感的环境中发挥自己的优点。父母也注意表现出自己对绘画也有着非常浓厚的兴趣，他们会就女儿的画提问，例如："这是什么技巧？""你是怎么做的？""你是怎么想到要画这幅画的？"他们不时与女儿一起参观画展，并观看有关不同艺术家生活的DVD。

　　一个特别的亮点是一次小型展览。索拉娅的父亲向一位要好的餐馆老板讲述了他的女儿及其绘画天赋，他甚至带去了一些女儿的画作。这位老板对女孩的才能印象深刻，决定用他的餐厅来举办一个小型画展。于是，在一个学校没课的周三下午，索拉娅能够在餐厅里悬挂并展示自己的一些画作。她的亲戚、朋友、班主任都参观了画展，大家都惊呆了，甚至还买下了一些作品。

老师在教室里挂出了其中的一幅作品，还问索拉娅自己能不能收藏另一幅，因为老师特别喜欢那幅画。

索拉娅的父母现在确信自己的女儿重新获得了安全感，能够更好地投入到学习和学校生活中去了。

认真对待孩子的关注点和兴趣

当孩子能够为了创造更美好的世界而积极做出贡献时，他们的自尊心也会得到加强。作为成年人，我们总是认为儿童和青少年的理想主义可笑而幼稚，但同时它也有一些美好和强大的地方。如果孩子想投入环保事业，并为解决雨林砍伐、臭氧层空洞、儿童贫困或气候变化出力，父母可以和他一起思考如何为构建更好的世界做出自己的小贡献。也许孩子想捐出一些零花钱、想在某场运动会中引起人们对某个问题的关注，或者想举办一个集市，卖掉一些东西，然后把收益捐出来。在小学时，班上举办了一次为雨林筹集资金的义卖活动，我（作者菲比恩）至今都记得自己当时兴奋的心情。老师还和我们一起计算通过这次活动能拯救多大面积的雨林。我很少会像那次那样感到如此自豪！

案例

对爬行动物的狂热爱好

3~10岁左右，我（作者菲比恩）的主要兴趣是甲壳虫、蜘蛛、蛇、壁虎和鱼。我的房间里堆满了瓶瓶罐罐，里面装着各种令人毛骨悚然的小动物。两只长14厘米的竹节虫啃着树莓丛，夜里在我的房间里爬来爬去，早上我又把它们收集起来，放回树莓丛中。在两个饲养箱里，豹纹壁虎吃着蟋蟀、束带蛇吃着蚯蚓、火鳗吃着水族箱中解冻的虾。

我猜想，大多数父母很难容忍这样的兴趣。幸运的是，我的父母对我的爱好很宽容，甚至当我觉得"小家伙太无聊了，想给他拿点刺激的东西来玩"，并因此在弟弟的婴儿车上挂满了甲壳虫、蜘蛛和蜗牛时，他们都没有生气。

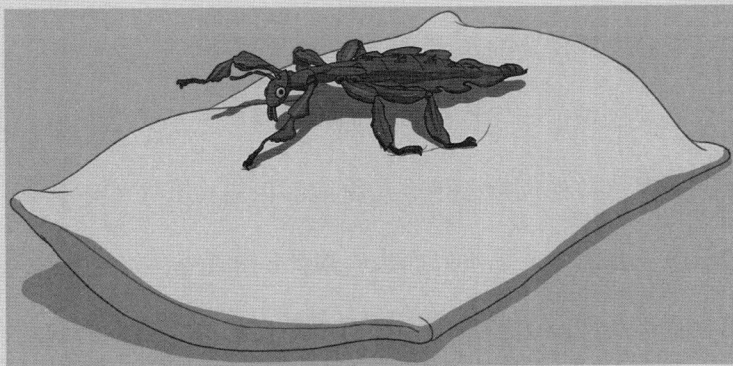

我对昆虫和鱼的兴趣让我学会了如何集中注意力进行观察。我阅读了很多书籍，并经常带着指南针到花园里寻找和识别甲壳虫，了解它们的生活习性，我还把所有的零花钱都存起来买了一个水族箱。我想，如果父母不允许我体验这种充满"怪癖"的生活，我的童年肯定会缺少很多东西。

10.2　你的孩子身上"沉睡"着哪些才能

　　在学校里，两种形式的才能很重要：语言能力和数学逻辑能力。多动的孩子的优势在学校里通常很难发挥出来。最常见的情况是受多动症影响的孩子会给自己贴上"无用"的标签，并对自己的未来抱有悲观的态度。他们忽视了自己的隐藏才能，而这些才能在以后的职业生活中可能会发挥重要的作用。

　　学校需要的技能与多动的孩子通常具有的才能无法契合，这让许多父母感到担忧。他们担心孩子是否能够自立、在工作中找到一席之地，害怕孩子会因为成绩不好而失去重要的机会。

　　如果我们想鼓励这些孩子，就需要拓宽视野。我们需要意识到，这些孩子身上存在着很多我们尚未发掘的才能。可以请你做一个小实验吗？请在下面的调查问卷中勾选你的孩子所具有的优点。

我们经常能够观察到多动的青少年在接受职业技能教育之后，会第一次体验到他们的优点是多么受欢迎。随着他们自信心的增强，一些症状会因为自身的不断成熟和不断学习而逐渐减轻。时间久了，他们中的很多人都有信心完成职业中学或专业中学毕业会考，接受继续教育或在其专业领域中取得成功——仅仅因为这是他们为自己做出的选择。他们往往对自己选择的道路能够全身心投入并拥有极大的积极性。

为了让你提前了解孩子的哪些优点可能在职业领域中大有用处，我们简单介绍一下其中的一些优点：

创造精神

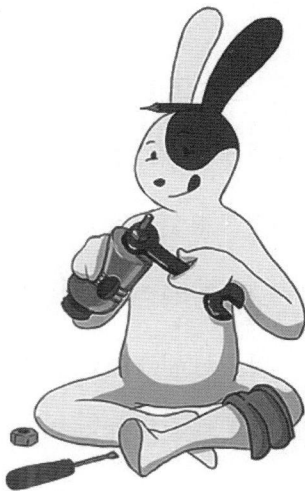

□ 有一种"不达目的誓不罢休"的精神

□ 喜欢摆弄和修理东西

□ 喜欢搭建东西

□ 善于手工制作

□ 对新事物有很多想法

□ 喜欢研究新领域（例如，信息学）

□ 能解决一些家务上的小麻烦或技术问题

领导能力

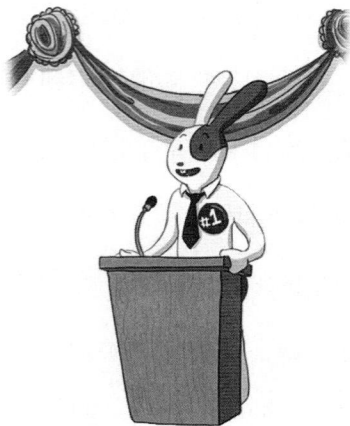

☐ 对自己和自己的观点负责

☐ 有不随波逐流的勇气

☐ 能影响和激励他人

☐ 善于代表大家发言

☐ 自信

☐ 有执行力

☐ 能够赢得他人对自己项目或观点的支持

☐ 兼顾并评估他人的需求

艺术天赋

☐ 有创造力

☐ 想象力丰富

☐ 对颜色和形状感兴趣

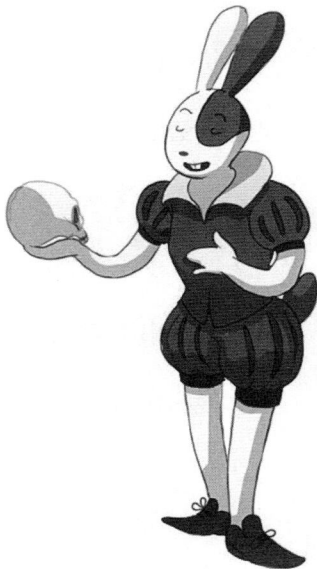

☐ 对潮流嗅觉灵敏

☐ 喜欢装饰桌子、房间

☐ 喜欢绘画或手工

☐ 喜欢表演话剧

☐ 热爱摄影或拍摄小电影

□ 热爱制作服饰、背包或装饰品

□ 热爱阅读或创作诗歌

□ 懂得欣赏美好的事物或有美学思维

□ 善于模仿他人的声音、表情或动作，并觉得很有趣

销售才能

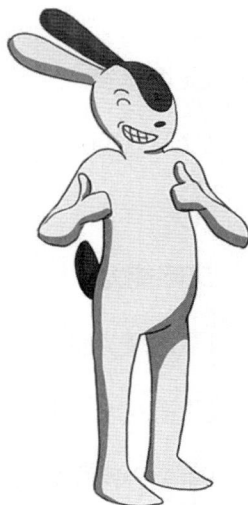

□ 热情、有魅力

□ 活泼、幽默、有激情

□ 喜欢挣钱

□ 拥有共情能力

□ 坦诚开放

□ 通常能找到合适的论据

□ 拥有不屈不挠的精神

□ 能说服他人相信自己的产品

□ 能找到挣外快的途径（例如，自己摆摊销售）

服务才能

□ 能敏锐地察觉到他人的需求

□ 乐于助人

□ 喜欢与不同的人打交道

□ 热爱新事物、新面孔

□ 友好且有奉献精神

□ 精神焕发、自信

□ 说服力强

□ 坦诚待人

□ 回答问题不犹豫、解决问题很恰当

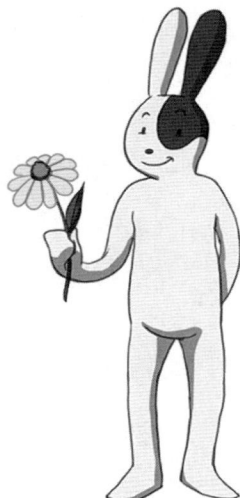

交际能力

□ 愿意为他人全身心付出

□ 喜欢从事社会项目

□ 关心家中病患

□ 愿意帮助小孩

□ 有爱心、负责任地照顾宠物

□ 拥有强烈的平等意识，愿意为
弱者发声

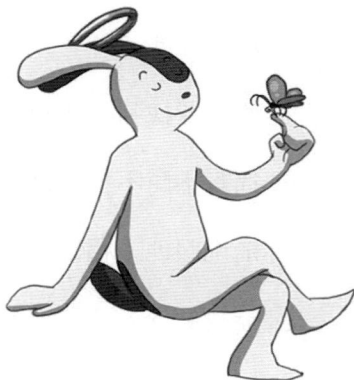

□ 在家中、俱乐部或其他地方愿意承担责任、自觉自愿做贡献

□ 能够很好地照顾有特殊需求的人士（例如，残疾人、老年人
和幼童）

10.3　哪些能力在工作中吃香，在求学时却压根不重要

能把自己和产品推销出去的人肯定能找到一份理想的工作，有可能是一份能赚很多钱并能在公司里快速升迁的工作。这需要人们具有热情、魅力、不屈不挠的精神和同理心，并热爱挣钱。你的孩子喜欢玩经商的游戏吗？也许他已经摆过摊，在街上卖过从花园里摘的花、柠檬水或自己闲置的旧物品？也许他会觉得自己在销售的世界里如鱼得水。

在学校里，每个人通常都是各顾各的，虽然偶尔也会有小组作业，但是与就业后不同的是，在学校里我们并不是靠提供服务或建议来为他人工作。在工作中，谁能在为他人做事中获得动力，谁就能取得良好的发展。服务行业是目前最大、经济增长最快的产业，要想在这个行业中取得成功，必须敏锐地了解客户的需求，坦诚待人，制订合适的解决方案来处理问题。

社会一直需要优秀的手工业者。由于越来越多的年轻人被家长驱使着走进高中，而不去职业学校，手工业者变得越来越少。一个在手工业领域有优势、注重质量、并在自己的领域不断发展的人，能够成为一名优秀的厨师或机械师、成功的景观园丁或木匠。

在建筑、室内设计、时装设计、广告或产品研发方面，拥有强烈的对美的欣赏能力和对新潮流的嗅觉是必不可少的。在事物出现之前就能对其进行想象的能力以及能够坚定自己的想法，在这些行业中非常宝贵。

许多行业都需要创新精神。因为与学校相比，在职业生活中"一个正确的解决方案"并不重要，重要的是开发新的可能性——提出正确的问题，并有勇气跳出常规、开拓新路。

很多公司抱怨员工过于因循守旧，缺乏创新精神、灵活性和"破圈"思考的能力。我们相信，未来将越来越需要那些不守规矩、"不随波逐流"的人。而多动的孩子可能会以其特殊的视角、创造力和不因循守旧的特点在未来的工作中做出不可或缺的贡献。

踏上寻找孩子优点的宝藏之旅

我们想邀请你去寻找潜藏在孩子身上的宝藏。或许前文的问卷调查已经让你有了一些想法或意想不到的发现，"没错，我的孩子在这方面很强。"请将这些发现做成一个优点清单。

你、你的伴侣、你的孩子、孩子的兄弟姐妹、亲戚、朋友、教练和老师在你的孩子身上看到了哪些优点？

也许你想以书面形式记录一些要点：

_____

_____

_____

_____

_____

_____

有兴趣再更进一步吗？请在接下来的七天里全身心关注孩子的优点。你可以按以下方式进行。

1. 把这本书和一支笔放在你的床头。

2. 在睡觉前写下你今天注意到的孩子的事情或孩子让你吃惊的事情。可以是一项技能、一次美好的经历或孩子突然提到的某个知识点。

3. 与伴侣或其他看护人分享这些事情。

4. 和很多家长一样，你会兴奋地发现，不仅你注意到了孩子的新表现，而且由于日常生活中越来越多的关注，孩子的优点也越来越多地显现出来，并不断得到发展。

你可以在下面的优点日记中记录下你的观察。

优点日记

今天我在孩子身上发现了哪些优点？哪些经历、技能或能力让我感到高兴或惊讶？

第一天	第二天	第三天	第四天	第五天	第六天	第七天

现在，你可以和孩子一起总结一下你的"优点寻宝"活动。或许你们还有兴趣一起做一个"优点横幅"。为此你需要一大张白纸或白色纸板、一些彩纸、彩笔和胶水。你还需要收集孩子最重要的品质、能力和优点。

首先，一起剪出彩色的小方块。每个方块都贴上象征优点的图片和解释性的句子或单词。接着把这些优点方块粘在海报上，优点横幅就做好了。你们可以把它挂出来，有些孩子喜欢把它挂在房间里明显可见的地方；有些孩子则喜欢挂在朋友们看不到的地方，例如衣柜里面。

发现孩子弱点背后的优点

我们仔细观察就会发现，多动的孩子的优点往往隐藏在他们的弱点背后，就像俗语说的那样：凡事都有两面性。

走神的价值

由于容易走神，多动的孩子在我们这个繁忙时代的生活并不容易。人们也希望这些孩子能一直"注意力集中""动作快一些""发挥自己的作用"。然而，正是在丰富的内心世界里，在他们一次次的走神和反应迟缓中，潜藏着这些孩子的优点。因为将注意力转向自己的内心世界，多动的孩子就可以以自己的方式度过一天，产生新的想法、制订计划，并让自己变得与众不同。

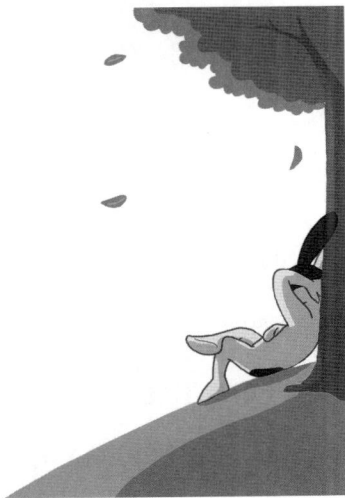

许多有创造力的人，如艺术家、作家、企业家等，都是思想游离的人。他们花时间去思考各种想法，想象不同的未来，不会轻易否定那些被人们视为不可行或不合理的事情。

你可以帮助孩子利用想象力和走神，但也要不时地给他一个方向，例如很多多动的孩子非常容易接受角色扮演。整理房间或清理鸟笼里的粪便让他们恼火，但如果与兄弟姐妹组成"清洁小队"或穿上标有"动物管理员"的马甲，他们很快就会对此充满热情——辛苦的任务突然就变成了游戏。在学习上也是这样：准备数学考试可以变成对抗讨厌的老师的秘密任务、历史书可以成为他们在脑海中播放的电影剧本……

这些孩子非常不善于强迫自己去做不喜欢的事情，但是他们有时会成为使用各种技巧激励自己的小能手。父母越是善于与孩子的幻想世界打交道，引导他们使用与之相关的技能，而不是与之对抗，就越容易达到激励的目标。

一位母亲对我们说："正是因为我的女儿我才发现慢生活的好处。"许多人都苦于日常的匆忙，与经常走神的孩子一起生活可以帮助我们转换视角。与其催促孩子，不如我们自己多花点时间，偶尔停下来看看小虫；不在最后一刻才出发；乱糟糟的东西先放放，不着急收拾；读一本令人兴奋的书……长期以来，我们一直认为如果迅速完成工作，或让机器和电脑程序为我们工作，我们就会有自由的时间。然而，有趣的是，工作会越干越多。每当完成一项任务，下一项任务便会接踵而至。我们可以向孩子学习，为自己花点时间，偶尔（或更经常一些）做自己喜欢做的事情，而不是一味地像机器一样运转。

上蹿下跳也有好的一面

多动的孩子提醒我们：我们的身体需要运动。孩子一直在运动——他们的发育需要运动。不幸的是，我们创造的生活条件使这种运动的冲动越来越容易受阻。

我们也可以把孩子的运动冲动看作是在呼唤我们更积极地生活，例如去骑自行车、慢跑、踢足球、爬山或一起打闹。这些孩子需要平衡和休息——其实这对我们所有人都有好处。亲子运动不仅可以增强体质，还可以增强与孩子的亲密关系。

那些冲动的孩子尤其容易输得很惨，但他们经常不管不顾地一定要赢。如果他们已经对某件事情下定决心，或者对某个想法深信不疑，那么没有人能在坚持上打败他们。有趣的是，很多职业运动员恰恰都拥有这种品质——绝对不能输。高度的竞争导向会使人疲惫和紧张，但在某些情况下也是一种激励。坚持自己的想法、目标和理想，再加上"不达目的誓不罢休"的精神，往往能为职业生涯提供必要的魄力，特别是多动的症状在成长过程中已经减弱，并以一种弱化但更积极的形式持续存在的时候。

冲动型儿童所具有的急躁性格可能会伤害到看护人和兄弟姐妹，在某些情况下甚至会使人感到害怕。但同时他们往往非常勇敢，很少怨恨，愿意为朋友挺身而出，即使在困难的情况下也很忠诚，而且往往脾气发得快，冷静得也快。

你家孩子的缺点背后隐藏着哪些优点呢？

10.4 做多动孩子的父母不容易

当我们与父母谈论这些问题时，他们中的一些人会说："你们当然不能简单地否认孩子身上的问题。"他们是对的，戴上玫瑰色的眼镜粉饰太平是没有用的。对多动的孩子（以及他们的父母）来说，上学是一场艰苦的斗争，而且这些孩子进入工作领域后也有很多不确定性。因此，家长担心孩子的未来是绝对可以理解的。

但问题是：父母对未来过多的担忧和不安全感往往会影响到孩子。那些"不知道还能做什么"的父母，以及孩子成绩一不好就怀疑他们未来的父母，会逐渐使孩子不知所措。如果连聪明的大人们都不知道下一步该做什么，孩子自然而然会开始怀疑他的生活是否注定要失败。如果父母一次又一次地说出如下的话，将会向孩子传递信心：

> "我看到的是既有优点也有缺点的你。"

> "我们来按照你的节奏进行，别放弃。"

> "你会坚持走自己的路，我知道的。"

恰恰对学习成绩较差的孩子来说，父母那种被成绩左右的态度是一种危险的"走钢丝行为"：当孩子自愿学习、取得好成绩、没有在学校惹麻烦时，你很容易保持自信并且洋洋得意；否则的话就会有很多困惑。你可能偶尔会羡慕别人，想知道自己做错了什么，以及其他父母哪里做得更好。你有时会觉得自己在进行一场没有希望的斗争：老师不合作，学校体制无法满足你孩子的需求，或者因为孩子没有像你希望的那样被同学接受。有时你接近绝望，因为你觉得自己什么都做不了。但是你知道吗？即使你不能总是让外人和你一起努力，但是你作为母亲或父亲的贡献却是最珍贵的。

你每天接受新的挑战，为也许在某些方面"与众不同"、不合群的孩子而奋斗，这迟早会得到回报，韧性研究清楚地表明了这一点。这一专业领域研究的问题是为什么很多孩子身上虽然存在着大量的风险因素（如行为问题、贫困、父母精神障碍、被忽视等），但他们依然能成长为身心健康的成年人。该项研究最核心的问题是：在这方面成功的儿童与不成功的儿童相比有哪些差异？

这个问题的其中一个重要的答案是：事实上，每个有韧性的儿童都反映说他们有一个情绪稳定的看护人，向他们展现温暖和赞赏，并给予他们信心，这包括他们的父母、老师或邻居。很多经历过艰难童年的成人告诉我们，他们那时也有这么一个人愿意倾听、相信他们日后一定能有所成就，即使他们当时的情况很糟糕。心理学家席格尔（Julius Segal）为此创造了"魅力成人"这个概念（Segal，1988）。

你不必一定得是个特别的人才能成为孩子生命中的"魅力成人"。你只需要让孩子知道，你非常愿意花时间倾听他的感受，对他们的未来充满信心，并且能够处处鼓励他、接纳他。如果我们能成为孩子生命中这样一位成人，那么我们就给了他一个我们所能想象出的最美好的礼物。

在此，我们要感谢你日复一日地为孩子送出这样一份礼物！

是的，你做到了！你正在读这本书，而不是对孩子的情况坐视不管、顺其自然。你在不断地学习，探究自己的行为，并且克服重重困难一次次用全新的面貌与孩子相处。你始终全心全意地照顾孩子，即使自己已经筋疲力尽、压力过大或感到沮丧并想放弃。不止如此，你还用尽所有的力量去爱孩子，当别人只关注孩子的弱点时，你却站在他的背后支持他。这些比孩子希望得到的东西多得多。我们不能向你保证你和孩子的道路会因此变得顺畅，但你们肯定能携手同行，我们对此深信不疑。

10.5 要点概括

你可以通过以下方式让孩子强大起来：

★ 让他知道自己有很多优点，相信他能在未来的（职业）生活中做得很好；

★ 有意识地在生活中创造空间，让孩子能够追求他的爱好和兴趣；

★ 与孩子谈论他的榜样、愿望和梦想；

★ 对孩子的爱好和擅长的知识领域表现出兴趣，例如，向他提问或让他解释一些问题；

★ 鼓励孩子参加与他的兴趣相关的活动，例如与他一起参观博览会、展览或看电影；

★ 思考孩子能够在哪些俱乐部或课程中遇到志同道合的人，并让他去这些场合参加这些活动；

★ 陪孩子参加比赛、音乐表演、展览或会议，并为他们加油；

★ 不时地在经济上支持孩子的兴趣，例如为孩子购买体育设备、书籍、搭建材料或绘画用具；

★ 与孩子一起考虑该如何为社区或环境保护作贡献，并认真对待他所关切的话题；

★ 借助优点问卷调查进行"寻宝活动"，并告诉孩子他所拥有的能力；

★ 写"优点日记"，与孩子分享观察结果；

★ 认识到一个人想要取得学业成功所需要的能力其实很有限，这些能力只是日后工作所需能力的一小部分；

★ 牢记这一点：注意力不集中、多动、冲动等异常表现也有其积极的一面，例如丰富的想象力、积极的生活方式、强大的意志力和良好的执行力；

★ 相信孩子会走好自己的路，你日复一日的努力将为孩子的强大做出重大贡献。

11 这样与学校合作才有效

如果孩子在课堂上表现积极，遵守规则，与其他学生相处和睦并且成绩良好，那么与老师建立合作关系就相对容易。如果你在家长会上听说你的孩子"在学校表现得不可理喻"，经常与老师发生争执，做随堂练习时一笔都不会写，上课时开小差，那么与老师合作显然就难上加难了。然而家长和老师之间的良好关系恰恰对这些孩子来说特别重要，但两者却往往针锋相对。家长通常会这样说：

"老师在乔纳斯身上花的时间简直太少了。"

"老师说我家孩子是故意那样做的。她完全不明白孩子患有多动症意味着什么。"

"我们总是收到信息，说孩子又忘了带家庭作业或学习材料。老师可能认为是我们家长不够重视培养孩子的秩序性和细心的习惯。但我们真的已经尽力了。"

"如果我在家里表扬孩子的微小进步，但在老师那里只有成绩才算数，我的努力又有什么用呢？"

另一方面，老师们也在抱怨：

"每个班有25～30个学生，我没有时间关注到每个孩子。"

"家长只有在不满意的时候才会出现。"

"我也有课程进度，必须按时完成课程计划。我不可能为每个孩子'开小灶'。"

"我们学校是普惠教育。我有25个学生，其中多个学生有特殊需要：一个学生有身体残疾，两个有阅读拼写障碍，一个有学习障碍，两个有多动症。有时我忙得不可开交，反正对家长来说我怎么做都不对。"

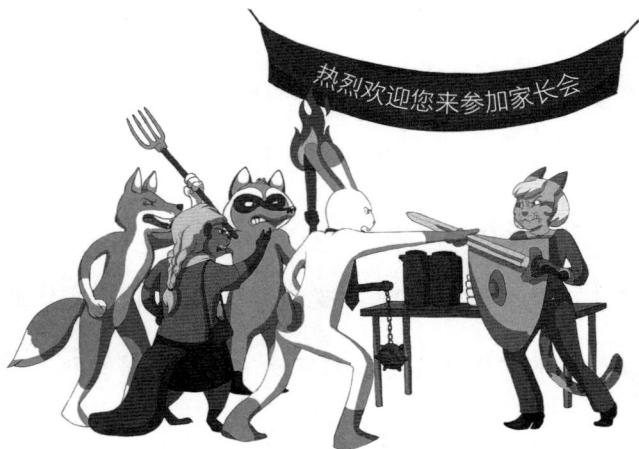

我们在工作中发现，"家长的敌人形象"和"教师的敌人形象"都不是普遍的，大多数家长和老师都很包容并且负责任。然而，家校之间的合作经常在方向上跑偏，因为绝大多数时间双方都只是在讨论问题，并没有制订出具体的解决方案。

家长与老师都是为了让孩子更好地成长，并且都认真考虑过在学校或家里能够采取哪些具体措施使孩子发生转变。当双方都能意识到这一点时，他们的谈话肯定会卓有成效。

在本章中，我们想与你分享一些同老师合作的方法，以便为你的孩子创造最有利的条件。

我们将从给老师的重要建议开始，你可以把这部分作为与其谈话的基础。在本章的第二部分，我们整理了一份指南，以帮助你为与老师的成功面谈做准备，以及开启良好的家校合作。

11.1 给老师的重要建议

亲爱的老师：

给受多动症影响的孩子上课并不容易。这些孩子在课堂上常常坐立不安、极易分心、他们在长时间听讲、执行指令和完成困难的任务方面存在困难。

我们想介绍一些经过实践检验的技巧，这些技巧可以使你和孩子的日常学习生活更加轻松。当然，这些技巧只是一些建议，你最好选择那些适合你和你教学方式的部分，并且在自己可承受的范围内将它们付诸实践。

注意安排合适的座位

多动的孩子很难有意识地集中注意力，也很难在某些时候屏蔽掉不重要的听觉、视觉或情感刺激。因此，对他们的眼睛和耳朵来说，到处都"有事发生"：他们看向窗外、开小差、与同桌聊天，或者在上课时起身，因为他们的目光落在了水龙头上，而在那一刻他们想到自己其实很渴。

你可以安排这些孩子坐在前几排，以吸引孩子对老师的注意力。这是因为我们人类在基因上的"编程"被设定为会自动对近距离的面孔给予更多关注。多动的孩子在听觉感知方面表现出弱点也是很常见的，如果在教室里坐得很靠后，他们就很难通过听觉吸收和消化老师所讲解的内容。

老师往往有一个"最喜欢的地方"，例如黑板的左边，一些老师上课时经常站在那里。建议你将多动的孩子安置在这个地方的附近，以便更好地吸引他们的注意力。同时，这样做还有其他好处：如果孩子分心了，或者分散了他人的注意力，你可以迅速来到他身边。

如果允许在自习的时候使用耳机，那么孩子会更容易完成需要集中注意力的任务。

多行动，少说教

当孩子专注于一项任务或课程时，需要运用神经网络，它主要由位于额后的大脑前部控制；当孩子开小差时，大脑的另一个神经网络便开始活跃起来。这两个网络互相抑制（Goleman，2014），孩子要么把注意力集中在外界，要么在不知不觉中将注意力转移到内心世界。

因此，多动的孩子几乎不可能意识到自己在开小差，因为他们的思想在游荡。顺便说一下，这一点适用于所有人：如果你在进修的时候开小差，你是不会在当时就注意到这一点的，而只会在意识收回之后才注意到。多动的孩子会屏蔽外界，以至于他们可能对老师的训诫毫无反应。

使用非语言信号能够毫不费力地吸引多动的孩子的注意力：当孩子开小差时，你可以向孩子走近一步，并按照事先说好的那样，轻触孩子的手臂或肩膀；当大家安静学习时，你可以用手指轻轻地敲击作业本上相应的题目来引导孩子继续学习。此外，如果你在讲课时能够顺便站在孩子的课桌前，与他进行眼神交流，然后继续教学，往往可以将孩子扰乱课堂秩序的想法扼杀在摇篮里。

赞扬学生注意力集中的表现

孩子（尤其是患有多动症的孩子）不会注意到他们分心了。因此，当他们开小差时，惩罚他们只会适得其反。

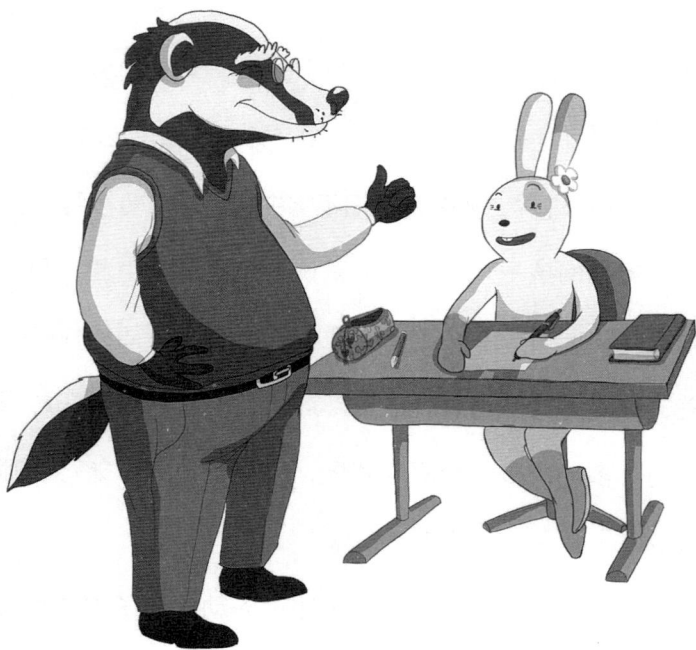

你可以通过赞扬孩子集中注意力的表现提高他们在这方面的能力。如果一个原本爱开小差的孩子在某个阶段专注于手头的任务，你可以走到孩子面前，指出这一点："你现在的注意力非常集中。"当你在孩子注意力集中的时候不断对他做出反馈，他将开始——

- 评估自己的注意力；

- 更加有意识地控制自己的注意力；

- 在成功集中注意力时感到高兴；

- 形成集中注意力的感觉（如肌肉张力、呼吸、激活水

平），并更加有意识地创造这种状态。

如果孩子随着时间的推移已经形成了明确的注意力集中的概念或身体知觉，他将能更好地对"集中注意力"的要求做出反应。

给出有效的指令

多动的孩子常常记不住指令。尤其对年龄较小、喜欢开小差的孩子来说，让他用自己的话重复任务内容是非常有帮助的，例如可以说："告诉我你现在的任务是什么。"

总的来说，简短、具体和以肯定的方式表述出来的要求是特别有效的。当你问道，"你能不能不要说话了？"你时常会听到一系列的借口——"但是伊莱亚斯也在说话！为什么总是批评我呢？"相反，在听到像"认真听讲"这样肯定的指令时，孩子进行反驳的可能性较小。如果孩子试图与你争论，比较有效的方法是用同样的话重复几次

你的指令，并且不理会他的反对意见。

回应学生积极配合的态度

一些多动的孩子往往还会出现对抗性行为。正是这些孩子成为了教师所面临的巨大挑战。在这种情况下，哪怕他们只是做出了极其微小的配合行为，教师也要尽一切努力鼓励他们。如果学生在你第三次提出要求后做出了反应，那么你也可以将这种行为解释为合作，并在说"谢谢"的同时友好地点点头。这是非常有意义的。我们知道，此刻你并不愿意这么做。但是，如果你接受并回应学生表现出配合意愿的短暂时刻，而不是对他之前的抗拒行为做出反应，那么长久以后你将会提高学生对你以及你的教学做出回应的概率。

你越是能够经常"抓住"多动的孩子的积极配合行为并给予他们回应，他们就越有可能产生努力的积极性，表现出合作的态度，并为课程做出贡献——这是一种对双方都有好处的投入。

实施布置家庭作业的常规程序

布置家庭作业的常规程序不仅可以为老师，也可以为学生和家长减少很多生气的可能。当被问及如何帮助学生完整地记录家庭作业时，老师们在进修培训的时候给我们提供了以下成功秘诀：

- "我用敲锣来示意现在要布置家庭作业了。"

- "我把黑板的一部分专门用来布置家庭作业，每次都把作业任务写在同一个位置。"

- "在孩子们抄写家庭作业任务的时候，我会检查每个孩子的作业记录本，看看他们是否记录完整了。"

- "我们有一个同桌互助制度，全班学生在课堂的最后5分钟相互对照一下各自记录的家庭作业内容，并查漏补缺。"

- "我会在每周初就把这周的家庭作业用电子邮件发给学生家长，避免出现不清楚的情况，同时还便于家长了解学习进度，并与我们保持联系。"

顺便说一下，在关于"多动的孩子也能好好学习"的研究中，我们询问了多动孩子的父母对孩子的老师最迫切的愿望是什么，除了希望孩子在学校表现良好时老师能给予更多的表扬和积极的反馈，父母还特别希望老师能实施一个检查家庭作业记录本的常规程序。

积极主动地应对学生的多动症状

受多动症影响的孩子几乎不能自主地停止躁动。研究表明，这些儿童在完成任务时身体活动的增加与较强的记忆力和反应抑制有关（Hartanto et al，2015；Sarver et al，2015）。一些方法可以让多动孩子的学习变得轻松一些，并能同时确保整个班级较少受到他们运动冲动的干扰。使用充气坐垫可以减少明显的身体躁动迹象，这种坐垫可以"吞噬"孩子大部分的动作，并让他不太可能在椅子上晃来晃去。如果允许孩子站着完成作业，例如给他们安排一张站立式课桌，那么自习往往会更加顺利。

课间短暂的运动有利于提高学生的注意力。经验表明，多动的孩子可以在这个时间释放一些在课堂上积累的运动冲动，而且休息之后再上课会更加安静和易于管理，班上其他学生也会更加专注和积极。

有些孩子因为自己过高的运动冲动而分散了全班的注意力。他们在自己的椅子上做体操，抢其他学生的学习材料，或者在上课时未经允许就站起来……一些教师与这些孩子达成了"运动协议"：他们与孩子商定一个手势，如果孩子变得越来越不安分，老师就会给他们打这个手势，这时孩子被允许站起来，在教室外的走廊上走动一段时间，然后再回到座位上。不过为避免打扰到全班同学，老师有必要把他们的座位安排在门边。

在卡特林·霍贝格（Kathrin Hoberg）所著的《关于多动症的学校指南》（*Schulratgeber ADHS*，2013）一书中可以找到更多对教师有帮助的建议。

11.2　与老师谈话

是队友，不是对手

"这个老师很笨！""她根本不会讲解数学题！""纽斯勒先生对我有意见，这太不公平了！"

孩子经常会抱怨自己的老师，这很正常。在这种情况下，如果你能表示理解他的愤怒，他就会好受些。你可以说"这让你很恼火吧？"或"我能理解这为什么让你生气"这样的话。

然而，如果父母不加筛选地接受孩子的观点，贬低老师，那么就会产生很多麻烦。当我们在家或在咖啡馆与其他家长一起说老师坏话时，我们就相当于给孩子开了一张"通行证"：他可以为自己的各种不良表现找到一个很好的借口，例如在课堂上不专心听讲、成绩垫底，以及收到可能留级的警告信等，因为毕竟连父母都认为责任不在他，而在那些"不称职"的老师。

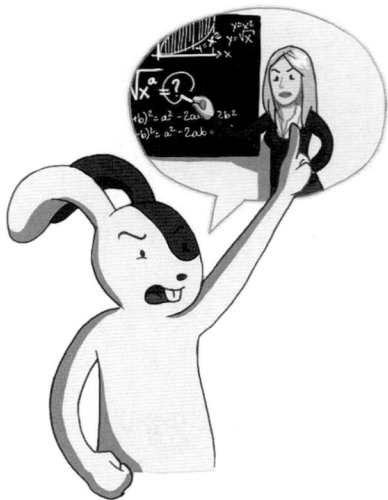

　　如果孩子在学校感到不知所措，那么对他们来说首先必须要认真听课，接受老师的帮助和倾听老师的建议，并在学校做出努力。但问题在于孩子认为从一个"讨厌的、没有能力的"老师那里肯定学不会任何东西！

　　只有当父母对学校和老师采取积极的态度时，孩子才能将去学校和学习视为有意义的事情。然而这并不代表我们一定要赞同老师的所有言行，并且当孩子对老师不满时，我们可以表示理解。同时，这也并不意味着我们要贬低老师，或立即进行干预——除非老师经常侮辱孩子或让孩子感到难堪。

　　要想让你的孩子心理强大起来，你就要让他明白："老师有时可能会很烦人，作业也可能会很难。我理解你对此感到不安，但我相信你能处理好这些问题。我希望你无论如何都能做出努力。"如果老师确实说了一句不恰当的话，你可以设身处地地想一想，就很有可能原谅老师了。因为如果换作是你面对学生花样百出的作业，也不一定能时刻保持好心情，更不会一直以慈爱和赞赏的方式与学生进行沟通。

审视一下自己对待学校和老师的态度，问问自己：这种态度是否有助于孩子在校认真听课？是否破坏了孩子在学习上的努力？是否无意识地给孩子提供了一个很好的借口？如果你刚刚把自己"抓了个现行"，那么在接下来的几周里，你可以有意识地睁大眼睛、张开双耳去发现学校和老师积极的一面。要有勇气与孩子分享你的新观察、新发现，但是要接受孩子可能会有不一样的看法（"你这样看，我那样看。"）。

确定谈话的目标

许多多动孩子的家长表示他们与老师之间的谈话非常令人沮丧。谈话的时候双方总是在不断地提出问题和推卸责任，而不是寻找解决方案。这对任何人都没有帮助。你可以提前设定一个积极的谈话方向。要做到这一点，你要先冷静地问问自己，这次谈话的目标有哪些，例如：

- 你需要哪些信息来更好地帮助孩子？

• 老师怎样做才能帮助改善孩子的具体情况？

• 有没有一个可行的解决方案，让老师和你都可以参与其中？

• 你目前正在努力解决哪些问题？如何能说服老师与你一起努力？

请注意要写下具体的愿望或目标，例如：

• "我想知道老师是否愿意减少孩子的家庭作业负担。"

• "如果玛丽亚坐在第一排就好了，这样她就能更好地专心听课。"

• "我目前正在辅导马库斯学习拼写，想知道老师是否能给我一些帮助，例如推荐一些练习材料。"

• "西蒙娜对布置的家庭作业记录得不完整，我想请老师实行一个检查机制。"

• "我想问问安娜的老师，能不能提早一些公布词汇测试的时间。这样安娜就有时间对单词进行分类，并且充分地复习了。"

记下你所需要的信息，以及希望老师在学校做出的改变。需要注意的是，你要把你的想法作为"建议"或"请求"提出来，而不是作为"要求"。选择的表述可以是"如果……就好了""如果……的话，我会很高兴""我认为，……会对我的孩子有帮助，您觉得有这个可能吗？"要避免使用刺激性的语言，如"你应该……！""你必须……！"，也要避免使用威胁的语句或将老师与其他老师进行比较。使用合适的语气和礼貌的句式会使你与老师的谈话更加积极、更有目的性。

给谈话一个积极的开端

你也可以通过认可和赞赏使老师形成自己与家长是一个团队的思想，为家校合作打下良好的基础。目前在与老师的相处中有哪些方面很顺利？孩子很高兴收到老师的哪些评价和反馈？自上次谈话以来双方是否发生了积极的改变？老师最近在哪些方面给予了孩子很大的帮助？你可以提前做一些这方面的记录，并利用这些信息给谈话开一个好头。

你可以这样开始与老师的谈话：

• "希麦特先生，非常感谢您抽出时间来和我见面。我今天来是因为玛拉的事情。顺便说一句，她非常喜欢您组织的去城堡的徒步旅行。"

• "很高兴能有机会和您进行交流，维尔德女士。我今天想和您谈谈帕斯卡尔，他在拼写方面有相当多的困难。上次您在他听写作业上写的鼓励评语真的让他振作起来了！通常情况下他都会掉眼泪，但您的鼓励让他接受了自己糟糕的成绩。"

• "胡博先生，我很晚才和您约时间，很高兴您今天就能跟我进行谈话，真是太感谢了！莉安德娜很喜欢上您的课，但是写家庭作业对她来说非常困难。我想和您谈谈这个问题。"

• "非常感谢您，费舍尔夫人。自从塞缪尔坐得更靠前之后，我感觉他在课堂上学到了更多的东西。"

简短描述你的问题，争取老师的合作。

如果不在问题的泥沼中花费太长时间，你和老师的讨论就会更有成效。简明扼要地说明孩子存在的困难，例如：

• "我注意到马丁在拼写方面有困难。"

• "我感觉梅丽莎还不能完整地记录下老师布置的家庭作业。"

• "卢奇安做作业的时间太长，因为他经常磨蹭。这让我很担心。"

接着你可以让老师参与进来，为解决问题迈出第一步，例如：

- "我想和您一起看看我们能如何帮助他。"

- "我想和您讨论一下怎样才能帮助他。"

- "我非常希望能和您一起想想怎么解决这个问题。"

请你始终记住老师的重要性，不要让轻率的要求或对自身权利的过分坚持破坏你们的合作关系。相反，要利用老师的经验和能力共同寻找解决方案。你可以提出如下问题：

- "您观察到了什么？"

- "您对……有何看法？"

- "您觉得哪些解决方案可行？"

- "您有推荐的其他学习方法吗？"

- "在这种情况下，您会建议我怎么做？"

- "我们怎样才能更好地帮助我的儿子/女儿？"

告诉老师你正在认真处理孩子的问题。

如果人们发现一切事情都是靠他一个人来完成的话，他最终会失去积极性。对家长和老师来说也是如此。如果双方都觉得自己不是在单方面承担问题，就会更愿意实施更加复杂的解决方案。因此，一定要告诉老师你目前正在为什么目标而努力，以及你采取的方式是什么。接下来，你就可以请求老师提供帮助和支持，例如：

- "目前，我们正和蒂莫一起解决健忘的问题，我们正在和他一起练习根据清单来收拾书包。但遗憾的是，他仍然会将书忘在学校。所以我们想问问您是否可以在这一点上帮助我们。"

- "罗尼亚做作业很磨蹭，我们读到了一本书，现在正在按照书里的方法提高她的学习效率。但是她现在的家庭作业负担还是很重，我想问问您是否可以在这方面帮助我们。"

- "有时孩子的这种运动冲动也让我相当不安。我们在家里让他使用了站立式书桌，这在很大程度上缓解了这种情况。或许这在课堂上也是一个很好的解决办法，您觉得呢？"

显示出合作的态度

为了以更好的方式陪伴孩子，你需要与老师进行建设性的合作，并且让这种合作长期发挥作用。你不仅可以通过提出请求来加强与老师的联系，还可以表现出自己与老师属于同一团队：老师对你有什么期待？你有什么可以给老师提供支持的方法吗？你怎样才能减轻老师的负担？

如果你在谈话中提到这些问题，那么你传达的信息就是你想和老师团结一致，而且也愿意做出牺牲。

记录下结论，并约定好下次会面的时间

如果你们能在谈话中找到一个可行的解决方案，那么你应该把它记录下来（"太好了，桑德斯女士，我要把这些记下来！"）。最好能和老师约定几周后再次沟通，可以打一个简短的电话、发电子邮件，或是约定再次会面，以便就实施的效果和可能仍需进行的调整交换意见，这样会使孩子的积极改变更具有可持续性。同时，这也表示你对孩子的学业很关心，坚持不懈地关注他，并且希望孩子做出积极的改变。

注意给予老师积极的反馈

家长们经常抱怨老师对孩子的表扬太少，但我们却总是忘记自己是如何吝啬对老师说一句好话的。你最后一次感谢老师或对他们的工作给予积极评价是什么时候？

如果已经有一段时间了，那么现在就是弥补的最佳时期，因为你想和老师成为一个团队从而进行密切的合作。此时，下面的话语就显得非常重要："我看到了您为我的孩子所做的努力，我知道您额外的付出和满足我们的'特殊需求'并不是您分内的事！"

你可以与老师分享孩子积极的变化，通过这种方式向他表明你对

他的付出非常感激。你可以在家庭作业本上写几个字，时不时地给老师发个邮件，或和他进行简短的交谈。对老师的赞扬和认可当然是越多越好！

如果老师总是对家长有诸多要求，且不愿意合作

有时候老师不愿意合作，觉得"教育是家长的事"，并且单方面对家长提出很多要求。在和这样的老师谈话时，他往往只会列举出孩子身上的问题，并且隐晦地要求家长做些什么。

应对这些要求的最好办法就是请老师把对你的期望具体化，让你知道应该做什么。这样就会将模糊的要求变成具体的、可实施的行动方案，或许也能让老师明白其实他也无法找到解决问题的办法。下面是一个例子：

> 老师："他就是不听话。不能再这样下去了！"
>
> 家长："我们在家里也经常注意到这种情况。该怎么办呢？"
>
> 老师："他自己多注意就行了。"
>
> 家长："是的，但是我有一个问题：我们在家里具体能做些什么来改善孩子在学校的表现呢？"
>
> 老师：（疑惑地看着家长……）

家长："当然了，在家的做法不一定在学校也适用，但我们会在他不听话的时候轻触一下他的肩膀。这是我们到目前为止最好的方法了，但这也许对他在学校的表现没有帮助。您有什么其他的建议吗？"

我们知道，并不是所有的老师都在认真地对待自己的工作，而且良好的家校合作并不是"万能药"。有些老师因为工作倦怠，久而久之就变得麻木了；或者工作的高要求让他们感到力不从心，以至于非常反感来自外界的任何干预。尽管如此，我们的经验表明有必要与老师建立良好的合作关系，并且在每个新学年都要与老师创造一个良好的开端。

11.3　要点概括

你可以通过以下方式建立与学校的良好合作关系：

★　让自己和孩子意识到，老师也会有心情不好的时候，而且老师所说的每一句话并非都正确；

★　在与老师谈话之前思考一下你需要哪些信息，以及你该提出哪些建议，并对谈话的内容进行书面记录；

★　如果可能的话，选择一种积极的方式来开始谈话，例如你可以告诉老师你认为孩子在学校的哪些表现很好，以及你和孩子对老师的赞赏；

★ 如果孩子和老师之间有冲突，你不应该立即表态，而是要冷静地听取双方的意见——不指责、不轻易下结论；

★ 简短地描述问题并向老师征求具体的建议，例如："您怎么看这个问题？""您观察到了什么？""您能给我一些建议，让我在这个方面更好地帮助孩子吗？"；

★ 将关注的问题表述为一种愿望而不是要求，合适的表述有"如果……就好了""如果……就能帮助我的孩子""如果……我就很高兴了"；

★ 告诉老师你们目前在家里正在解决的问题是什么，例如材料的管理、完整记录家庭作业内容、写作业的速度等；

★ 询问老师是否对你有什么期望，以及针对教育孩子的工作你能如何支持他；

★ 书面记录下和老师谈话的结论，并寻求定期与老师交流的机会；

★ 在老师同意做出某些改变时给予积极的反馈和感谢。

附录　对多动症的科学认识

在本章中，我们将提供有关多动症的背景信息。根据科学研究结果，我们将探讨以下问题：

- 为什么有些儿童会出现异常，而有些则不会？

- 多动症是否具有遗传性？

- 我们是否可以认为多动症是一种大脑代谢紊乱？

- 药物治疗对多动症起什么作用，应该注意什么？

下文我们对多动症可能的病因、神经生物学基础以及药物治疗进行了极简化的解释，如需更详细的说明，请参考本章中的"给专业人士的提示"以及其他相关文献（如Barkley，2014）。

本章对多动症的研究现状进行了总结。因此，这一部分比前文要难懂得多。但是不要被吓到，以下背景信息虽然值得大家了解，但对具体方法的实施来说并非必要。

1. 原因

几十年来，研究人员一直在跟踪研究多动症产生的原因。结果表明，多动症是由基因和环境条件的复杂的相互作用造成的（Archer et al, 2011; Banaschewski et al, 2004）。一般来说，某些基因变异可能会使人们更容易受到环境风险因素的影响（Thapar et al, 2006）。反之，基因也可以影响我们与某些环境条件的接触程度（Thapar et al, 2013）。

近年来，很多研究，特别是表观遗传学研究为多动症产生的可能原因提供了令人兴奋的新线索。表观遗传学研究了可观察到的特征——就多动症而言，这些特征是多动、冲动和（或）注意力不集中——在多大程度上不仅是由我们的遗传物质决定的，还与我们的基因活动息息相关。基因是"开启"还是"关闭"，即它们是否起作用，取决于各种因素，环境条件（如营养状况）、心理压力、母亲孕育及分娩的质量等因素都能改变某些基因的活动（Archer et al, 2011）。基因活动的变化又可以影响大脑发育、神经生长和神经递质系统的活动（Archer et al, 2012; Renner et al, 2008）。

在对多动症病因的研究中，科学家们讨论了这些问题：

• 哪些基因变异发挥了作用？

• 哪些环境条件产生了影响？

- 不同的风险因素之间如何相互作用？

- 由此引发了大脑中的哪些变化？

- 哪些过程最终影响儿童的体验和行为？

然而，关于这些机制是如何具体运作的，研究界仍有诸多疑问。

人们对风险因素有着极大的兴趣，但出于伦理原因，研究人员的"手"在某种程度上被束缚住了（幸亏是这样！），他们不得不放弃做实验。以风险因素"孕期吸烟"为例，我们不能也不想将怀孕的母亲随机分为两组，并强迫其中一组吸烟，以了解这对孩子的多动症症状发展有何影响。我们只能观察那些在孕期本就吸烟的母亲，看看在她们的孩子身上会发生什么。然而，在这种情况下，风险因素通常就会变得模糊不清。这是因为母亲在孕期是否吸烟取决于各种情况，如母亲的冲动行为、生活条件、压力水平等，这些与吸烟无关的因素反过来也会影响胎儿。因此，虽然我们发现母亲孕期吸烟的孩子患多动症的风险较高，但是我们并不知道这究竟是由吸烟本身还是由与吸烟有关的其他因素造成的。在这种情况下，就涉及了变量混杂的问题。

因此，我们应该在一定程度上谨慎对待研究结果。此外，根据目前的知识，多动症的产生永远不能归因于单一的风险因素（Thapar et al，2013）。大多数接触到一个或多个外部风险因素（如母亲孕期吸烟、分娩并发症）的儿童并不会产生多动症（同上）。没有任何一个风险因素一定会导致多动症——无论是遗传因素还是环境因素，都只是增加了概率。最后，基因易感性和环境之间的相互作用，以及可能存在的风险因素的叠加似乎也是至关重要的（Archer et al，2011；Renner et al，2008）。

2. 遗传学

多动症症状在家族中集中出现的事实现在已经被多个研究证实（Faraone & Biederman，2000；Thapar et al，2005）。然而，这并不意味着多动症是可以直接遗传的。并非只要父母中有一方受多动症影响，就一定会有一个同样受影响的孩子，反之亦然。

双胞胎和收养研究可以评估遗传因素在多大程度上影响多动症这样的发展障碍。这些研究确定了所谓的"遗传率"，说明了个体之间的特征差异在多大程度上可以用其基因的差异来解释（Nissen，2004）。在对个体的研究中人们发现，在生物学上关系越近，则基因对其某一特征的影响越相似。

在大量双胞胎研究的基础上，不同的研究小组计算出了多动症的平均遗传率。其结果是：人们在多动症症状方面是否有差异以及差异的程度大约60%~76%取决于他们的基因差异（Faraone et al，2005；

Wood et al，2010）。然而，这并不意味着某一个多动症患者症状的产生60%~76%是由其基因造成的，而且对遗传可能性的估算还要考虑基因易感性和环境之间相互作用的可能（Thapar et al，2013）。

至于哪些基因与多动症症状的产生有关，以及这些基因如何与环境因素相互作用，研究人员还在摸索中。近年来，研究的重点是可能影响大脑中神经递质的基因。特定的基因变异很可能导致大脑中某些神经递质的传递变差或较快地被转运（Banaschewski et al，2004）。多个研究表明，被认为可能同时影响神经递质（如多巴胺、去甲肾上腺素和5-羟色胺）的基因变异与多动症有关。

给专业人士的提示

证据最多的是DAT1、DRD4、DRD5、HTR1B、5-HTT和SNAP25基因的多态性（Faraone et al，2001；Faraone & Mick，2010；Gizer et al，2009；Li et al，2006；Renner et al，2008；Thapar et al，2006，2013；Yang et al，2007）。

虽然研究结果表明，一些基因变异可能会增加患有多动症的风险，但迄今为止所研究的基因变异极少导致多动症的发生或影响程度很低（Dillon & Craven，2014；Thapar et al，2013）。因此，不能从某个单独的基因变异得出可靠的结论，也不能将单个基因作为多动症产生的唯一原因。更多情况下可能存在着多种基因与环境的相互作用。

3. 怀孕和生产

如果母亲在孕期吸烟，则孩子患多动症的风险增加（Fröhlich et al，2011；Langley et al，2005；Fröhlich et al，2009；Linnet et al，2003；Mick et al，2002；Rodriguez & Bohlin，2005）。孕期吸烟很可能与某些在孩子的多巴胺平衡中起重要作用的基因相互作用（Becker et al，2008；Kahn et al，2003；Neuman et al，2007；Nigg et al，2010）。

除母亲吸烟外，孕妇饮酒和孕期压力也被认为是导致儿童多动症的风险因素，尽管对这两个因素的研究并没有给出明确的结论（Fröhlich et al，2011）。有证据表明，孕期饮酒与影响儿童多巴胺平衡的特定基因组合会发生相互作用（Brookes et al，2006）。孕期压力也可能对生下的男孩来说是一个特定的风险因素，但对生下的女孩则不是（Fröhlich et al，2011）。

孕期患有传染病也可能会导致孩子患多动症的风险增加（Millichap，2008）。

导致婴儿大脑缺氧的新生儿并发症也可能与日后的多动症症状有关（Getahun et al，2013；Silva et al，2014）。

此外，早产儿或低出生体重儿在发育后期更容易出现多动症症状（Aarnoudse-Moens et al，2009；Bhutta et al，2002；Lindström et al，2011；O'Shea et al，2013）。

低出生体重儿在日后的生活中是否会出现多动症症状，也可能取决于父母的行为，如果母亲非常热情和亲切，低出生体重儿便不太可能出现多动症症状（Tully et al，2004）。

4. 环境毒素

自20世纪70年代以来，越来越多公开发表的研究表明，人体内铅的水平升高与多动症症状的出现有关（Goodlad et al，2013）。根据初步研究结果（如Cheuk & Wong，2006；Sagiv et al，2012），接触汞也可能是一个风险因素。此外，还有证据表明，接触某些杀虫剂也可能与患多动症的风险增加有关——尤其是对男孩来说（Richardson et al，2015；Wagner-Schuman et al，2015；Fröhlich et al，2011）。还有研究显示，接触增塑剂（邻苯二甲酸盐）和多动症的典型行为之间可能存在关联（Chopra et al，2014；Engel et al，2010；Kim et al，2009）。

5. 营养

孕期叶酸水平低，儿童体内铁、锌或ω-3脂肪酸水平低，以及人工色素和特定防腐剂等饮食添加剂也都被认为是风险因素（Fröhlich et al，2011）。

6. 生活环境不佳

生活环境不佳的儿童更有可能出现多动症症状，例如被严重忽视，在幼儿期由非亲生父母抚养，经历过创伤性事件（如暴力）、父母贫困和家庭冲突（Briggs-Gowan et al，2010；Fröhlich et al，2011；Nigg et al，2010；Rutter et al，2002；Stevens et al，2008；Thapar et al，2013；Wermter et al，2010）。在社会心理压力方面，某些影响多巴胺和5-羟色胺系统的基因变异似乎再次发挥了作用。因此，在社会心理压力下，有这些基因变异的儿童更有可能出现多动症症状（Nigg et al，2010；Wermter et al，2010）。

7. 养育

基于科学研究，著名的多动症研究专家（Barkley，2014；Döpfner，2009）得出的结论是：对孩子的养育并不是多动症产生的主要原因，但对其发展进程有重大影响。因此，养育行为似乎对多动症症状的进一步发展有重要影响，并决定了孩子是否在多动症之外还会出现其他行为问题（同上；美国精神医学学会，2015）。

孩子的多动、冲动和（或）注意力集中困难使养育孩子的难度大大增加，这一点很容易理解。在遇到孩子出现行为问题时，父母的养育方式更有可能不恰当，这反过来又会影响孩子的成长（Johnston & Chronis-Tuscano，2014；Johnston & Mash，2001）。面对养育多动症儿童所遭遇的挑战，父母更有可能采取控制、拒绝、轻视和惩罚的养育行为，这使得他们更难在日常生活中对孩子怀有同情、亲近和爱护之情（Alizadeh et al，2007；Chang et al，2013；Harvey et al，2001；Khamis，2006；Shur-Fen Gau & Pei-Cheng Chang，2013）。这样的养育氛围反过来又会促使孩子发展出挑衅和攻击性行为（Caspi et al，2004；Burke et al，2008；Haapasalo & Tremblay，1994；Morrell & Murray，2003）。

相反，一个持续充满爱的家庭能为孩子提供安全感。以温暖和赞赏的态度对待孩子，并通过明确的要求、限制和对其行为活动的适龄监督能为孩子创造一个安全、可靠的成长空间。这样的家庭会对孩子的多动症预后有着非常积极的影响（Aunola & Nurmi，2005；Chronis et al，2007；Healey et al，2011；Huss，2008；Keown，2012）。

8. 使用媒体

到目前为止，关于屏幕媒体的使用与多动症症状发展之间的关系的研究结果并不一致，而且在研究文献中也存在着争议（Fröhlich et al，2011；Nikkelen et al，2014；Zemp & Bodenmann，2015）。研究结果的说服力往往不大，因为儿童的媒体消费可能与很多混杂变量有关，如父母的社会经济地位和与之相关的居住情况、对孩子的看护和培养状况、儿童养育实践、饮食习惯等。

结论

目前的研究不能明确地证明哪些因素会导致多动症。最有可能的风险因素是上述怀孕和生产期间的状况、某些环境毒素和早期儿童被忽视的问题（Thapar et al，2013）。上文所述的营养因素和社会心理压力的影响需要得到更详细的研究。基因影响多动症症状的方式也有待澄清。目前的研究状况很可能指向多因素遗传，即涉及具有不同效应的多个基因变异（Döpfner et al，2013）。

9. 对多动症患者大脑的观察

很多研究人员将多动症的产生与大脑区域在外观和活动上的差异联系起来，这些大脑区域与注意力控制、规划和组织、记忆、运动控制、冲动抑制以及奖励和积极性有关（Bush et al，2005；Banaschewski et al，2004）。

给专业人士的提示

这里指的是大脑整体容量减少，以及前额叶皮质区域、背侧前扣带皮质、小脑、基底神经节和胼胝体区域的异常，且这些异常似乎主要出现在大脑右半球（Curatolo et al，2010；Emond et al，2009；Hendren et al，2000；Krain & Castellanos，2006；Nakao et al，2011； Seidman et al，2005；Valera et al，2007）。

尤其是位于额叶的脑区及与其相关联的网络在研究中受到了特别关注，因为它们发挥着大脑"指挥中心"的作用：它们能稳定注意力、帮助规划和组织，让我们先思考再行动，并为我们的思想和情感世界带来秩序（Dawson & Guare，2012）。研究结果表明，这些大脑区域在有多动症症状的人身上会表现出一些异常。

例如，有研究表明，与同龄人相比，多动症儿童的前额叶区发育迟缓，最长滞后时间可达5年，而运动中枢的发育则会加快大约4个月（Shaw et al，2007）。

给专业人士的提示

研究对象是大脑皮质厚度与年龄的关系。

根据西里帕达（Sripada）、凯斯勒（Kessler）和昂施塔特（Angstadt）的一项新研究（2014），多动症患者在所谓的默认模式网络内的连接增强方面显然也表现出了发育迟缓。该网络总是在人们保持静息状态，或将注意力转向内心、什么都不做或走神时非常活跃。延迟成熟的还有静息状态网络和负责有意识地将注意力引向特定任务的大脑网络之间的回路（同上）。

给专业人士的提示

这里所说的是默认模式网络、额顶网络以及腹侧注意网络之间的连接。

简而言之，多动症患者的大脑在分散注意力和集中注意力的切换调整方面可能存在发育迟缓的问题。这可能就是这些儿童和青少年很难控制自己的注意力的原因之一。

多动症患者大脑额叶区域的活动也表现出了与一般大脑的差异。一些研究发现，多动症患者在进行某项任务时，额叶和相关脑区的活动不足（Dickstein et al，2006）。用最简单的话来说就是大脑的"指挥中心"处于一种不活跃的待机模式。

给专业人士的提示

背外侧前额叶皮质、下前额叶皮质、眶额叶皮质、前扣带皮质、基底神经节区域的相关脑区，丘脑以及顶叶皮质都记录到了这种低激活状态（Cortese et al，2012；Dickstein et al，2006）。

结论

多动症患者大脑的不同区域和网络似乎在结构、连接和活动方面有所改变。

10. 神经递质假说和药物治疗

神经递质假说（也称为神经递质失调理论）作为对多动症病因的解释，在大众中的知名度越来越高。根据这一假说，多动症患者大脑中神经递质是缺乏或不平衡的（Carr，2001；Simchen，2009）。推动这一假说的主要是药物对多动症症状的影响。

哌甲酯和阿托莫西汀是治疗儿童和青少年多动症最常用的药物。迄今为止，人们只能粗略地了解其作用机制（Del Campo et al，2011；Gerlach et al，2007）。根据目前的观点，这两种药物通过抑制神经递质向突触前膜的回收运输，增加了神经细胞之间突触间隙中神经递质的效用（Banaschewski，2009；Gerlach et al，2007）。

哌甲酯主要会引起多巴胺转运体的阻断，从而使神经递质多巴胺在突触间隙中的效用增加（Laux & Dietmaier，2009；Swanson et al，2007）。

给专业人士的提示

哌甲酯似乎尤其会在前额叶皮质和纹状体中发挥作用（Wilens，2008）。哌甲酯在市场上以商品名称利他林（Ritalin）、专注达（Concerta）或佛卡林（Focalin）等进行销售。

神经递质释放至神经细胞间的突触
间隙中

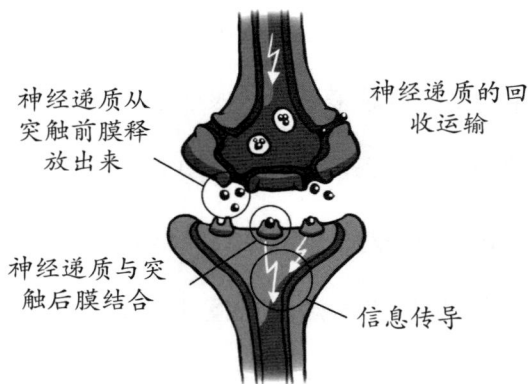

神经递质从
突触前膜释
放出来

神经递质的回
收运输

神经递质与突
触后膜结合

信息传导

神经递质转运示意图

通过药物阻断神经递质转运

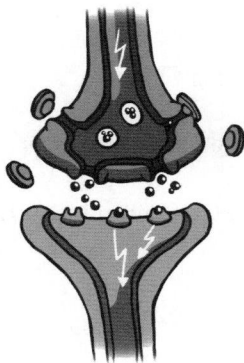

药物阻断作用示意图

阿托莫西汀是一种选择性去甲肾上腺素再摄取抑制剂，它能通过阻断去甲肾上腺素转运体而促使突触间隙中的去甲肾上腺素浓度增加，并间接增加前额叶皮质中多巴胺的释放（Gerlach et al，2007）。该药物在国内的商品名为择思达（Strattera）。

神经递质假说背后的原始逻辑是这样的：如果通过服用这类药物可以观察到多动症症状的改善，那么这表明神经递质的缺乏能够通过药物治疗"恢复正常"。

如今，研究人员正试图借助影像学方法和基因分析，在人类以及老鼠的动物模型研究中阐明神经递质假说在多大程度上能够得到证实。

到目前为止，我们主要是对神经递质转运体和受体的自然密度以及它们的结合行为进行研究。

关于多动症患者的神经递质活动的研究结果迄今尚无定论（Del Campo et al, 2011; Gonon, 2009; Swanson et al, 2007; Fusar-Poli et al, 2012）

结论

总的来说，人们还不完全了解多巴胺、去甲肾上腺素以及可能还有5-羟色胺等神经递质系统在多大程度上影响了多动症症状的表现。

那些认为神经递质的缺乏或不平衡就是造成行为异常的原因的人应该记住，"尚未找到明确证明因果关系的证据……要想明确描述人体内神经递质系统的状态是非常困难的。虽然有追踪器存在……但是这些成像方法的分辨率还不够高，成像不够精细，无法明确证明一些研究者所怀疑的细微变化……"（Riederer et al, 2011）。

11. 药物治疗是否是明智的解决方案

在研讨会上，经常有人问我们对利他林等药物有什么看法。对我们来说，要给出一个明确的答案是非常困难的。

当然，我们知道，一些科学研究结果证明了使用哌甲酯或阿托莫西汀进行药物治疗有助于缓解相当一部分患者的多动症症状（Döpfner & Lehmkuhl，2002；Sevecke et al，2006）。此外，一些主流专业协会主张针对多动症进行多模式治疗，即使用不同方法组合治疗（例如对患者的治疗/辅导、家长培训、学校层面的干预、药物治疗）。据此，"当出现强烈的、复杂多样的（……）症状，并对患者或其生活环境造成极大的影响，并且/或极大限制了患者的社会心理适应能力（例如无法继续在特殊学校学习、对亲子关系造成巨大压力），且其他治疗措施成效不足时，就需要对患有多动症的儿童和青少年进行药物治疗"（德国儿童和青少年精神病学和心理治疗协会，2007）。

在我们的职业生涯中，我们一再遇到这样的家长，他们尝试了很多方法，表示到目前为止，唯一能真正帮助孩子的就是药物治疗。典型的说法是：

- "我的孩子现在能更好地集中注意力，在学校里不再有表现不良的情况。"

- "我儿子终于交到了朋友，因为用药后他能更好地控制自己。"

- "我们的女儿明确表示：'没有药物治疗，我觉得我不再是我自己。我无法控制自己，觉得自己总是心绪不宁、坐立不安、内心紧张。'"

一方面，我们看到家长收获了一系列非常积极的效果；而另一方面，我们也很担忧。许多家长也告诉我们药物治疗会出现很多副作用：开始时孩子会出现头痛、头晕、食欲不振、消化问题和睡眠困难，之后会出现情绪和情感的变化，甚至是慢性抽搐和巨大的性格改变。在我们看来，与科学研究试图让我们相信的药物的有效性相比，这些副作用实际上发生的频率要高得多。

这可能是因为在试验中用药的医生训练有素，对剂量进行了精准的微量调控，并更密切地关注病人；也可能是因为人们在挑选试验对象时把某些高风险的病人排除在外了。而且，不能排除药企在公布结果时是有选择性的。我们了解到在这一科学领域反复出现了一些丑闻，这让我们担忧不已——例如，我们遗憾地了解到个别制药公司向知名教授支付巨额资金，让他们在自己没有参与的有问题的研究中署名。

如果你正在考虑对孩子采用药物治疗，我们必须要向你说明以下几点：

1. 在决定进行药物治疗之前，必须进行专业的评估，排除多动症症状是由器质性原因（如视力和听力障碍、甲状腺功能紊乱等）或其他情况（例如只是某些方面表现不佳、对其认知要求过高或不足、暂时的社会心理压力、其他精神障碍如焦虑或抑郁等）引起的。同时，在评估时还应该考察是否存在某些不适合进行药物治疗的因素（例如抽搐症、心血管疾病、精神病家族史等）。

2. 咨询专业人士，如儿童和青少年精神病学家或儿科医生。寻求自助团体的建议也是有益的尝试。然而，我们很遗憾地发现，在进行简短的解答后，家庭医生通常只会随意地塞给父母一张处方。

3. 充分行使你的权利，告知专业人士你的担忧并提出问题，观察他们是否对这些问题做出回应并认真对待。

4. 留意专业人士是否密切关注孩子的情况，并对可能的副作用做出反应。

5. 如果你有不好的感觉，请更换医生。不要因为专业人士或老师的压力而让孩子吃药，你和孩子必须要自己觉得药物治疗的方法合适才行——其他一切都是其次。

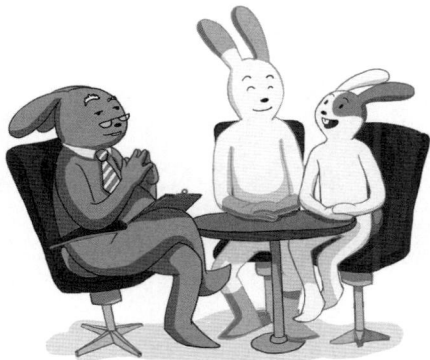

一方面，我们看到一些家长和孩子在经历了心理治疗、神经反馈训练、家长培训、饮食调整、营养补充（维生素、ω-3脂肪酸、铁、锌等）、运动、职能治疗等马拉松式的治疗后，不得不确定：如果没有药物治疗，家长和孩子将无法应对日常生活。

另一方面，我们总是惊讶地发现，当在一些方面做出努力，如沟通方面、日常生活的安排以及某些技能的训练等，就会发生很多奇妙的变化。

因此，我们想鼓励你在这些方面下功夫——无论你的孩子是否正在接受药物治疗。

参考文献

Aarnoudse – Moens, C. S., Weisglas-Kuperus, N., van Goudoever, J. B., & Oosterlaan, J. (2009). Metaanalysis of neurobehavioral outcomes in very preterm and / or very low birth weight children. *Pediatrics*, 124(2), 717–728.

Aase, H., & Sagvolden, T. (2006). Infrequent, but not frequent, reinforcers produce more variable responding and deficient sustained attention in young children with attention-deficit / hyperactivity disorder (ADHD). *The Journal of Child Psychology and Psychiatry*, 47(5), 457–471.

Adam, H., & Galinsky, A. D. (2012). Enclothed cognition. *Journal of Experimental Social Psychology*, 48(4), 918–925.

Alizadeh, H., Applequist, K. F., & Coolidge, F. L. (2007). Parental self-confidence, parenting styles, and corporal punishment in families of ADHD children in Iran. *Child Abuse & Neglect* 31(5), 567–572.

American Psychiatric Association (2015). *Diagnostisches und statistisches Manual psychischer Störungen DSM-5* (1. Aufl.). Hogrefe: Göttingen.

American Psychological Association (2015). What You Need to Know About Willpower: The Psychological Science of Self-Control. Online verfügbar unter: http://www. apa. org / helpcenter / willpower.aspx [Zugriff am 18. Februar 2016].

Antrop, I., Stock, P., Verté, S., Wiersema, J. R., Baeyens, D., & Roeyers, H. (2006). ADHD and delay aversion: the influence of non-temporal stimulation on choice for delayed rewards. *Journal of Child Psychology and Psychiatry*, 47(11), 1152–1158.

Archer, T., Oscar-Berman, M., & Blum, K. (2011). Epigenetics in Developmental Disorder: ADHD and Endophenotypes. *Journal of Genetic Syndrome* & GeneTherapy, 2(104), 1–17.

Archer, T., Oscar-Berman, M., Blum, K., & Gold, M. (2012). Neurogenetics and epigenetics in impulsive behaviour: impact on reward circuitry. *Journal of Genetic Syndrome & Gene Therapy*, 3(3), 1000115.

Aunola, K., & Nurmi, J. E. (2005). The Role of Parenting Styles in Children's Problem Behavior. *Child Development*, 76(6), 1144–1159.

Bagwell, C. L., Molina, B. S., Pelham, W. E., & Hoza, B. (2001). Attention-deficit hyperactivity disorder and problems in peer relations: predictions from childhood to adolescence. *Journal of the American Academy of Child and Adolescence Psychiatry*, 40(11), 1285–1292.

Banaschewski, T. (2009). Aufmerksamkeitsdefizit/Hyperaktivitäts-störungen-State of the Art. In F. Häßler (Hrsg.), *Das ADHS Kaleidoskop: State of the Art und bisher nicht beachtete Aspekte von hoher Relevanz* (S. 1–6). Berlin: MWV.

Banaschewski, T., Roessner, V., Uebel, H., & Rothenberger, A. (2004). Neurobiologie der Aufmerksamkeitsdefizit / Hyperaktivitätsstörung (ADHS). *Kindheit und Entwicklung*, 13, 137–147.

Barkley, R. A. (2014). *Attention-Deficit Hyperactivity Disorder: A Handbook For Diagnosis And Treatment* (4., überarb. Aufl.). New York: The Guilford Press.

Becker, K., El-Faddagh, M., Schmidt, M. H., Esser, G., & Laucht, M. (2008). Interaction of dopamine transporter genotype with prenatal smoke exposure on ADHD symptoms. *Journal of Pediatrics*, 152(2), 263–269.

Berman, M. G., Jonides, J., & Kaplan, S. (2008). The cognitive benefits of interacting with nature. *Psychological science*, 19(12), 1207–1212.

Bhutta, A. T., Cleves, M. A., Casey, P. H., Cradock, M. M., & Anand, K. S. (2002). Cognitive and Behavioral Outcomes of School-Aged Children Who Were Born Preterm: A Meta-analysis. *JAMA*, 288(6), 728–737.

Born, A., & Oehler, C. (2012). *Lernen mit ADS-Kindern—ein Praxishandbuch für Eltern, Lehrer und Therapeuten* (9., überarb. Aufl.). Stuttgart: Kohlhammer.

Boujard, D., Anselme, B., Cullin, C., & Raguénès-Nicole, C. (2014). *Zell- und*

Molekularbiologie. Berlin, Heidelberg: Springer.

Brand, S., Dunn, R., & Greb, F. (2002). Learning Styles of Students with Attention Deficit Hyperactivity Disorder: Who Are They and How Can We Teach Them? *The Clearing House*, 75(5), 268–273.

Braun, J. M., Kahn, R. S., Fröhlich, T., Auinger, P., & Lanphear, B. P. (2006). Exposures to environmental toxicants and attention deficit hyperactivity disorder in U.S. children. *Environmental Health Perspective*, 114(2), 1904–1909.

Breuer, D., & Döpfner, M. (1997). Die Erfassung von problematischen Situationen in der Familie. *Praxis der Kinderpsychologie und Kinderpsychiatrie*, 46(8), 583–596.

Briggs-Gowan, M. J., Carter, A. S., Clark, R., Augustyn, M., McCarthy, K. J., & Ford, J. D. (2010). Exposure to potentially traumatic events in early childhood: differential links to emergent psychopathology. *Journal of Child Psychology and Psychiatry*, 51(10), 1132–1140.

Brookes, K. J., Mill, J., Guindalini, C., Curran, S., Xu, X., Knight, J., … Asherson, P. (2006). A common haplotype of the dopamine transporter gene associated with attention-deficit / hyperactivity disorder and interacting with maternal use of alcohol during pregnancy. *Archives of General Psychiatry*, 63(1), 74–81.

Brummelman, E., Thomaes, S., Nelemans, S. A., Orobio de Castro, B., Overbeek, G., & Bushman, B. J. (2015). Origins of narcissism in children. *PNAS*, 112(12), 3659–3662.

Burke, J. D., Pardini, D. A., & Loeber, R. (2008). Reciprocal relationships between parenting behavior and disruptive psychopathology from childhood through adolescence. *Journal of Abnormal Child Psychology*, 36(5), 679–692.

Bush, G., Valera, E. M., & Seidman, L. J. (2005). Functional neuroimaging of attention-deficit / hyperactivity disorder: A review and suggested future directions. *Biological Psychiatry,* 57(11), 1273–1284.

Cain, N., & Gradisar, M. (2010). Electronic media use and sleep in school-aged children and adolescents: A review. *Sleep Medicine*, 11(8), 735–742.

Carlson, C. L., Booth, J. E., Shin, M., & Canu, W. H. (2002). Parent, Teacher, and Self-Rated Motivational Styles in ADHD Subtypes. *Journal of Learning Disabilities*, 35(2), 104–113. DOI: 10.1177 / 002221940203500202

Carmona, S., Proal, E., Hoekzema, E. A., Gispert, J. D., Picado, M., Moreno, I., …

Bulbena, A. (2009). Ventro-Striatal Reductions Underpin Symptoms of Hyperactivity and Impulsivity in Attention-Deficit / Hyperactivity Disorder. *Biological Psychiatry*, 66(10), 972–979.

Carr, A. (2001). Abnormal Psychology. Philadelphia: Taylor and Francis.Caspi, A., Moffitt, T. E., Morgan, J., Rutter, M., Taylor, A., Kim-Cohen, J., & Polo-Tomas, M. (2004). Maternal expressed emotion predicts children's antisocial behavior problems: Using monozygotic-twin differences to identify environmental effects onbehavioral development. *Developmental Psychology*, 40, 149–161.

Chang, L. R., Chiu, Y. N., Wu, Y. Y., & Gau, S. F. (2013). Father's parenting and father-child relationship among children and adolescents with attention-deficit / hyperactivity disorder. *Comprehensive Psychiatry*, 54, 128–140.

Chapin, M., & Dyck, D. G. (1976). Persistence in children's reading behavior as a function of length and attribution retraining. *Journal of Abnormal Psychology*, 85, 511–515.

Cheuk, D. K. L., & Wong, V. (2006). Attention-deficit hyperactivity disorder and blood mercury level: a case-control study in Chinese children. *Neuropediatrics*, 37(4), 234–240.

Chopra, V., Harley, K., Lahiff, M., & Eskenazi, B. (2014). Association between phthalates and attention deficit disorder and learning disability in US children, 6–15 years. *Environmental Research*, 128, 64–69.

Christakis, D. A. (2009). The effects of infant media usage: what do we know and what should we learn? *Acta Paediatrica*, 98, 8–16.

Chronis, A. M., Lahey, B. B., Pelham, W. E., Williams Hall, S., Baumann, B. L., Kipp, H., ... Rathouz, P. J. (2007). Maternal Depression and Early Positive Parenting Predict Future Conduct Problems in Young Children with Attention-Deficit / Hyperactivity Disorder. *Developmental Psychology*, 43(1), 70–82.

Cialdini, R. B., Eisenberg, N., Green, B. L., Rhoads, K., & Bator, R. (1998). Undermining the Undermining Effect of Reward on Sustained Interest. *Journal of Applied Social Psychology*, 28(3), 249–263.

Compart, P. J., & Laake, D. (2014). *Kochen für Kinder mit ADHS und Autismus: Der ultimative Weg zu gluten- und caseinfreiem Essen*. Bern: Hogrefe, vorm. Verlag Hans Huber.

Cortese, S. (2012). The neurobiology and genetics of Attention-Deficit / Hyperactivity Disorder (ADHD): What every clinician should know. *European Journal of Paediatric Neurology*, 16(5), 422–433.

Cortese, S., & Castellanos, F. X. (2014). Attention Deficit / Hyperactivity Disorder. In M. J. Zigmond, L. P. Rowland & J. T. Coyle, *Neurobiology of Brain Disorders: Biological Basis of Neurological and Psychiatric Disorders* (S. 42–58). Elsevier.

Cortese, S., Kelly, C., Chabernaud, C., Proal, E., Di Martino, A., Milham, M. P., & Castellanos, F. X. (2012). Toward Systems Neuroscience of ADHD: A Meta-Analysis of 55 fMRI Studies. *American Journal of Psychiatry*, 169(10), 1038–1055.

Curatolo, P., D'Agati, E., & Moavero, R. (2010). The neurobiological basis of ADHD. *Italian Journal of Pediatrics*, 36(79), 79–85.

Dawson, P., & Guare, R. (2012). *Schlau, aber … Kindern helfen, ihre Fähigkeiten zu entwickeln durch Stärkung der Exekutivfunktionen*. Bern: Hogrefe, vorm. Verlag Hans Huber.

Del Campo, N., Chamberlain, S. R., Sahakian, B. J. & Robbins, T. W. (2011). The roles of dopamine and noradrenaline in the pathophysiology and treatment of attention-deficit / hyperactivity disorder. *Biological Psychiatry*, 69(12), 145–157.

Deutsche Gesellschaft für Kinder- und Jugendpsychiatrie und Psychotherapie u. a. (Hrsg.), (2007): *Leitlinien zur Diagnostik und Therapie von psychischen Störungen im Säuglings, Kindes- und Jugendalter* (3., überarb. Aufl.). Köln: Deutscher Ärzte-Verlag– ISBN: 978-3-7691-04929, S. 239–254.

Dickstein, S. G., Bannon, K., Castellanos, F. X., & Milham, M. P. (2006). The neural correlates of attention deficit hyperactivity disorder: an ALE meta-analysis. *Journal of Child Psychology and Psychiatry* 47(10), 1051–1062.

Diener, M. B., & Milich, R. (1997). Effects of positive feedback on the social interactions of boys with attention deficit hyperactivity disorder: A test of the self-protective hypothesis. *Journal of Clinical Child Psychology*, 26(3), 256–265.

Dillon, A., & Craven, R. G. (2014). Examining the Genetic Contribution to ADHD. Ethical Human *Psychology and Psychiatry*, 16(1), 20–28.

Döpfner, M. (2009). Hyperkinetische Störung und oppositionelles Trotzverhalten. In S. Schneider & J. Margraf (Hrsg.), *Lehrbuch der Verhaltenstherapie. Band 3: Störungen im*

Kindes- und Jugendalter (S. 428–451). Heidelberg: Springer.

Döpfner, M., Frölich, J., & Lehmkuhl, G. (2013). *Aufmerksamkeits-defizit- / Hyperaktivitätsstörung (ADHS)* (2., überarb. Aufl.). Göttingen: Hogrefe.

Döpfner, M., & Lehmkuhl, G. (2002). Evidenzbasierte Therapie von Kindern und Jugendlichen mit Aufmerksamkeitsdefizit-/ Hyperaktivitätsstörung (ADHS). *Praxis der Kinderpsychologie und Kinderpsychiatrie,* 51, 419–440.

Döpfner, M., Schürmann, S., & Frölich, J. (2007). *Therapieprogramm für Kinder mit hyperkinetischem und oppositionellem Problemverhalten* (THOP) (4. Aufl.). Weinheim: Beltz.

Döpfner, M., Schürmann, S., & Lehmkuhl, G. (2011). *Wackelpeter und Trotzkopf: Hilfen für Eltern bei ADHS-Symptomen, hyperkinetischem und oppositionellem Verhalten. Mit Online-Materialien* (4., überarb. Aufl.). Weinheim: Beltz.

Durmer, J. S., & Dinges, D. F. (2005). Neurocognitive Consequences of Sleep Deprivation. *Seminars in Neurology,* 25(1), 117–129.

Dweck, C. S. (1975). The role of expectations and attributions in the alleviation of learned helplessness. *Journal of Personality and Social Psychology,* 31, 674–685.

Dworak, M., Schierl, T., Bruns, T., & Strüder, H. K. (2007). Impact of Singular Excessive Computer Game and Television Exposure on Sleep Patterns and Memory Performance of School-Aged Children. *Pediatrics,* 120(5), 978–985.

Eckert, G. P. (2014). Nutrition and ADHD. *Pharmakon,* 2(1), 60–69.

Elder, T. E. (2010). The Importance of Relative Standards in ADHD Diagnoses: Evidence Based on Exact Birth Dates. *Journal of Health Economics,* 29(5), 641–656.

Emeh, C. C., & Mikami, A. Y. (2014). The Influence of Parent Behaviors on Positive Illusory Bias in Children with ADHD. *Journal of Attention Disorders,* 18(5), 456–465.

Emond, V., Joyal, C., & Poissant, H. (2009). Structural and functional neuroanatomy of attention-deficit hyperactivity disorder (ADHD). *Encephale,* 35(2), 107–114.

Engel, S. M., Miodovnik, A., Canfield, R. L., Zhu, C., Silva, M. J., Calafat, A. M., & Wolff, M. S. (2010). Prenatal phthalate exposure is associated with childhood behavior and executive functioning. *Environmental Health Perspectives,* 118(4), 565–571.

Evans, W. N., Morrill, M. S., & Parente, S. T. (2010). Measuring inappropriate medical diagnosis and treatment in survey data: The case of ADHD among school-age children. *Journal of Health Economics*, 29(5), 657–673.

Fallone, G., Acebo, C., Arnedt, J. T., Seifer, R., & Carskadon, M. A. (2001). Effects of acute sleep restriction on behavior, sustained attention, and response inhibition in children. *Perceptual and Motor Skills*, 93(1), 213–229.

Fallone, G., Acebo, C., Seifer, R., & Carskadon, M. A. (2005). Experimental restriction of sleep opportunity in children: effects on teacher ratings. *Sleep*, 28(12), 1561–1567.

Faraone, S. V., & Biederman, J. (2000). Nature, nurture, and attention deficit hyperactivity disorder. *Developmental Review*, 20(4), 568–581.

Faraone, S. V., Doyle, A. E., Mick, E., & Biederman, J. (2001). Meta-analysis of the association between the 7 repeat allele of the dopamine D(4) receptor gene and attention deficit hyperactivity disorder. *The American Journal of Psychiatry*, 158(7), 1052–1057.

Faraone, S. V., & Mick, E. (2010). Molecular Genetics of Attention Deficit Hyperactivity Disorder. *Psychiatric Clinics of North America*, 33(1), 159–180.

Faraone, S. V., Perlis, R. H., Doyle, A. E., Smoller, J. W., Goralnick, J. J., Holmgren, M. A., & Sklar, P. (2005). Molecular genetics of attention-deficit / hyperactivity disorder. *Biological Psychiatry*, 57(11), 1313–1323.

Ferris, L. T., Williams, J. S., & Shen, C. L. (2007).The effect of acute exercise on serum brain-derived neurotrophic factor levels and cognitive function. *Medicine and Science in Sports and Exercise*, 39(4), 728–734.

Fowler, J. W., & Peterson, P. L. (1981). Increasing reading persistence and altering attributional style of learned helpless children. *Journal of Educational Psychology*, 73, 251–260.

Freed, J., & Parsons, L. (2012). *Zappelphilipp und Störenfrieda lernen anders. Wie Eltern ihren hyperaktiven Kindern helfen können, die Schule zu meistern* (7. Aufl.). Weilheim u. Basel: Beltz.

Frick, P. J., Lahey, B. B., Loeber, R., Stouthamer-Loeber, M., Christ, M. A., & Hanson, K.(1992). Familial risk factors to oppositional defiant disorder and conduct disorder: Parental psychopathology and maternal parenting. *Journal of Consulting and Clinical Psychology*, 60, 49–55.

Fröhlich, T. E., Anixt, J. S., Loe, I. M., Chirdkiatgumchai, V., Kuan, L., & Gilman,

R. C. (2011). Update on Environmental Risk Factors for Attention-Deficit / Hyperactivity Disorder. *Current Psychiatry Reports*, 13(5), 333–344.

Fröhlich, T. E., Lanphear, B. P., Auinger, P., Hornung, R., Epstein, J. N., Braun, J., & Kahn, R. S. (2009). Association of tobacco and lead exposures with attention-deficit / hyperactivity disorder. *Pediatrics*, 124(6), 1054–1063.

Furger, M. (2013). *Verlorene Nacht*. Verfügbar unter: http://www.nzz.ch/ verlorenenacht-1.18209442 [Zugriff am 18. Februar 2016].

Fusar-Poli, P., Rubia, K., Rossi, G., Sartori, G., & Balottini, U. (2012). Striatal dopamine transporter alterations in ADHD: pathophysiology or adaptation to psychostimulants? A meta-analysis. *American Journal of Psychiatry*, 169(3), 264–272.

Gerlach, M., Wewetzer, C., Fleischhaker, C., Mehler-Wex, C., Schulz, E., Seifert, J., … Warnke, A. (2007). Entwicklungspsychopharmakologie. In B. Herpertz-Dahlmann, F. Resch, . Schulte-Markwort & A. Warnke (Hrsg.), *Entwicklungspsychiatrie. Biopsychologische Grundlagen und die Entwicklung psychischer Störungen* (2., vollständig überarb. u. erw. Aufl., S. 372–407). Stuttgart: Schattauer.

Getahun, D., Rhoads, G. G., Demissie, K., Lu, S. E., Quinn, V. P., Fassett, M. J., Wing, D. A., & Jacobsen, S. J. (2013). In Utero Exposure to Ischemic-Hypoxic Conditions and Attention-Deficit/Hyperactivity Disorder. *Pediatrics*, 131(1), 53–61.

Gizer, I. R., Ficks, C., & Waldman, I. D. (2009). Candidate gene studies of ADHD: a meta-analytic review. *Human Genetics*, 126(1), 51–90.

Goleman, D. (2014). *Konzentriert Euch! Anleitung zum modernen Leben*. München: Piper.

Gonon, F. (2009). The dopaminergic hypothesis of attention-deficit / hyperactivity disorder needs re-examining. *Trends in Neurosciences*, 32(1), 2–8.

Goodlad, J. K., Marcus, D. K., & Fulton, J. J. (2013). Lead and attention-deficit / hyperactivity disorder (ADHD) symptoms: A meta-analysis. *Clinical Psychology Review*, 33(3), 417–425.

Gooley, J. J., Chamberlain, K., Smith, K. A., Khalsa, S. B., Rajaratnam, S. M., Van Reen, E., … Lockley, S. W. (2011). Exposure to room light before bedtime suppresses melatonin onset and shortens melatonin duration in humans. *The Journal of Clinical Endocrinology and Metabolism*, 96(3), 463–472.

Gottselig, J. M., Hofer-Tinguely, G., Borbély, A. A., Regel, S. J., Landolt, H. P., Rétey, J. V., & Achermann, P. (2004). Sleep and Rest Facilitate Auditory Learning. *Neuroscience*, 127(3), 557–561.

Griffin, E. W., Mulally, S., Foley, C., Warmington, S. A., O'Mara, S. M., & Kelly, A. M. (2011). Aerobic exercise improves hippocampal function and increases BDNF in the serum of young adult males. *Physiology & Behavior*, 104(5), 934–941.

Grolimund, F. (2016). *Mit Kindern lernen. Konkrete Strategien für Eltern* (2. Aufl.). Bern: Hogrefe Verlag.

Haapasalo, J., & Tremblay, R. E. (1994). Physically aggressive boys from ages 6 to 12: Family background, parenting behavior, and prediction of delinquency. *Journal of Consulting and Clinical Psychology*, 62, 1044–1052.

Häßler, F. (2009). *Das ADHS Kaleidoskop: State of the Art und bisher nicht beachtete Aspekte von hoher Relevanz*. Berlin: MWV.

Hartanto, T. A., Krafft, C. E., Iosif, A. M., & Schweitzer, J. B. (2015). A trial-by-trial analysis reveals more intense physical activity is associated with better cognitive control performance in attention-deficit / hyperactivity disorder. *Child Neuropsychology: A Journal on Normal and Abnormal Development in Childhood and Adolescence. Online before print (10. Juni 2015)*: http://dx.doi.org / 10.1080 / 09297049.2015.1044511 [Zugriff am 18. Februar 2016].

Harvey, E., Danforth, J. S., Ulaszek, W. R., & Eberhardt, T. L. (2001). Validity of the Parenting Scale for parents of children with attention-deficit / hyperactivity disorder. *Behaviour Research and Therapy*, 39, 731–743.

Healey, D. M., Flory, J. D., Miller, C. J., & Halperin, J. M. (2011). Maternal positive parenting style is associated with better functioning in hyperactive / inattentive preschool children. *Infant and Child Development*, 20(2), 148–161.

Heath, N. L., & Glen, T. (2005). Positive Illusory Bias and the Self-Protective Hypothesis in Children with Learning Disabilities. *Journal of Clinical Child & Adolescent Psychology*, 34(2), 272–281.

Hendren, R. L., De Backer, I., & Pandina, G. J. (2000). Review of Neuroimaging Studies of Child and Adolescent Psychiatric Disorders from the past 10 Years. *Journal of the American Academy of Child & Adolescent Psychiatry*, 39(7), 815–828.

Hoberg, K. (2013). *Schulratgeber ADHS. Ein Leitfaden für LehrerInnen.* München: Ernst Reinhardt.

Hoffmann, C., & Schmelcher, A. (2012). *Wo die wilden Kerle wohnten.* Verfügbar unter: http://www.faz.net / aktuell / politik / inland / ritalin-gegen-adhs-wo-die-wildenkerle-wohnten-11645933.html [Zugriff am 18. Februar 2016].

Hoza, B., Gerdes, A. C., Hinshaw, S. P., Arnold, L. E., Pelham Jr, W. E., Molina, B. S., ... Odbert, C. (2004). Self-perceptions of competence in children with ADHD and comparison children. *Journal of Consulting and Clinical Psychology*, 72(3), 382–391.

Hoza, B., Pelham, W. E., Dobbs, J., Owens, J. S., & Pillow, D. R. (2002). Do boys with attention-deficit / hyperactivity disorder have positive illusory self-concepts? *Journal of Abnormal Psychology*, 111, 268–278.

Hoza, B., Vaughn, A., Waschbusch, D. A., Murray-Close, D., & McCabe, G. (2012). Can Children with ADHD Be Motivated to Reduce Bias in Self-Reports of Competence? *Journal of Consulting and Clinical Psychology*, 80(2), 245–254.

Huss, M. (2008). Attention-deficit hyperactivity disorder: risk factors, protective factors, health supply, quality of life. A brief review. *Bundesgesundheitsblatt – Gesundheitsforschung – Gesundheitsschutz*, 51, 602–605.

Hvolby, A. (2015). Associations of sleep disturbance with ADHD: implications for treatment. *Attention Deficit and Hyperactivity Disorders*, 7(1), 1–18.

Imhof, M., & Prehler, C. (2001). Qualitative Veränderungen der Handschrift bei hyperaktiven Grundschulkindern. *Psychologie in Erziehung und Unterricht*, 48, 38–48.

Imhof, M., & Scherr, L. (2000). Farbiges Schreibpapier verringert die Fehler hyperaktiver Kinder bei Schreibübungen in Grundschulen und Förderschulen. *Zeitschrift für Pädagogische Psychologie*, 14, 63–71.

Johnston, C., & Chronis-Tuscano, A. (2014). Families and ADHD. In R. A. Barkley (Hrsg.), *Attention-Deficit Hyperactivity Disorder: A Handbook for Diagnosis and Treatment* (4.,überarb. Aufl., S. 191–209). New York: The Guilford Press.

Johnston, C., & Mash, E. J. (2001). Families of children with attention-deficit / hyperactivity disorder: Review and recommendations for future research. *Clinical Child and Family Psychology Review*, 4(3), 183–207.

Jolin, E. M., & Weller, R. A. (2011). Television viewing and its impact on childhood behaviors. *Current Psychiatry Reports*, 13(2), 122–128.

Kahn, R. S., Khoury, J., Nichols, W. C., & Lanphear, B. P. (2003). Role of dopamine transporter genotype and maternal prenatal smoking in childhood hyperactive-impulsive, inattentive, and oppositional behaviors. *Journal of Pediatrics*, 143(1), 104–110.

Kaplan, S. (1995). The restorative benefits of nature: Toward an integrative framework. *Journal of environmental psychology*, 15(3), 169–182.

Keller, G. (2005). *Lern-Methodik-Training: Ein Übungsmanual für die Klassen 5–10* (2. Aufl.). Göttingen: Hogrefe Verlag.

Keown, L. J. (2012). Predictors of Boy's ADHD Symptoms from Early to Middle Childhood: The Role of Father – *Child and Mother – Child Interaction. Journal of Abnormal Child Psychology*, 40(4), 569–581.

Kerns, K. A., & Price, K. J. (2001). An investigation of prospective memory in children with ADHD. *Child Neuropsychology*, 7(3), 162–171.

Khamis, V. (2006). Family Environment and Parenting as Predictors of Attention-Deficit and Hyperactivity Among Palestinian Children. *Journal of Social Service Research*, 32(4), 99–116.

Kim, B. N., Cho, S. C., Kim, Y., Shin, M. S., Yoo, H. J., Kim, J. W., … Hong, Y. C. (2009). Phthalates exposure and attention-deficit / hyperactivity disorder in school-age children. *Biological Psychiatry*, 66(10), 958–963.

Kliegel, M., & Kerber, U. (2005). Planen und prospektives Erinnern von Absichten bei Kindern mit einer hyperkinetischen Störung. *Kindheit und Entwicklung*, 14(2), 103–111.

Korte, M. (2012). *Jung im Kopf: Erstaunliche Einsichten der Gehirnforschung in das Älterwerden*. München: DVA-Verlag.

Krain, A. L., & Castellanos, F. X. (2006). Brain development and ADHD. *Clinical Psychology Review*, 26(4), 433–444.

Kutscher, M. L., & Moran, M. (2009). *Organizing the disorganized child. Simple strategies to succeed in school*. New York: Harper Collins.

Langberg, J. M., Epstein, J. N., Girio, E. L., Becker, S. P., Vaughn, A. J., & Altaye, M. (2011).Materials Organization, Planning, and Homework Completion in Middle School Students with ADHD: Impact on Academic Performance. *School Mental Health*, 3(2), 93–101.

Langley, K., Rice, F., Van den Bree, M. B., & Thapar, A. (2005). Maternal smoking during pregnancy as an environmental risk factor for attention deficit hyperactivity disorder behaviour. A review. *Minerva Pediatrica*, 57(6), 359–371.

Larsson, H., Chang, Z., D'Onofrio, B. M., & Lichtenstein, P. (2014). The heritability of clinically diagnosed Attention-Deficit / Hyperactivity Disorder across the life span. *Psychological Medicine*, 44(10), 2223–2229.

Laux, G., & Dietmaier, O. (2009). *Psychopharmaka. Ein Ratgeber für Angehörige und Betroffene* (8., vollst. überarb. Aufl.). Heidelberg: Springer.

Lely, S., van der Frey, S., Garbazza, C., Wirz-Justice, A., Jenni, O. G., Steiner, R., … Schmidt, C. (2015). Blue blocker glasses as a countermeasure for alerting effects of evening light-emitting diode screen exposure in male teenagers. *Journal of Adolescent Health*, 56(1), 113–119.

Li, D., Sham, P. C., Owen, M. J., & He, L. (2006). Meta-analysis shows significant association between dopamine system genes and attention deficit hyperactivity disorder (ADHD). *Human Molecular Genetics*, 15(14), 2276–2284.

Li, S., Jin, X., Wu, S., Jiang, F., Yan, C., & Shen, X. (2007). The Impact of Media Use on Sleep Patterns and Sleep Disorders among School-Aged Children in China. *Sleep*, 30, 361–367.

Lindström, K., Lindblad, F., & Hjern, A. (2011). Preterm Birth and Attention-Deficit / Hyperactivity Disorder in Schoolchildren. *Pediatrics*, 127(5), 858–865.

Linnet, K. M., Dalsgaard, S., Obel, C., Wisborg, K., Henriksen, T. B., Rodriguez, A., … & Jarveling, M. R. (2003). Maternal lifestyle factors in pregnancy risk of attention deficit hyperactivity disorder and associated behaviors: review of the current evidence. *American Journal of Psychiatry*, 160(6), 1028–1040.

Ludolph, A. (2012). Aufmerksamkeitsdefizit- / Hyperaktivitätsstörung –Neurobiologie. In G. Gründer& O. Benkert (Hrsg.), *Handbuch der Psychopharmakotherapie* (S. 392–396). Berlin u. Heidelberg: Springer.

Mick, E., Biederman, J., Faraone, S. V., Sayer, J., & Kleinman, S. (2002). Case-control study of attention-deficit hyperactivity disorder and maternal smoking, alcohol use, and drug use during pregnancy. *Journal of the American Academy of Child and Adolescent Psychiatry*, 41, 378–385.

Millichap, J. G. (2008). Etiologic Classification of Attention-Deficit / Hyperactivity Disorder. *Pediatrics*, 121(1), 358–365.

Millichap, J. G., & Yee, M. M. (2012). The diet factor in attention-deficit / hyperactivity disorder. *Pediatrics*, 129(2), 330–337.

Morrell, J., & Murray, L. (2003). Parenting and the development of conduct disorder and hyperactive symptoms in childhood: a prospective longitudinal study from 2 months to 8 years. *Journal of Child Psychology and Psychiatry*, 44(4), 489–508.

Morrow, R. L., Garland, E. J., Wright, J. M., Maclure, M., Taylor, S., & Dormuth, C. R. (2012). *Influence of relative age on diagnosis and treatment of attention-deficit / hyperactivity disorder in children. CMAJ*, 184(7), 755–762.

Mueller, C. M., & Dweck, C. S. (1998). Praise for intelligence can undermine children's motivation and performance. *Journal of Personality and Social Psychology*, 75(1), 33–52.

Nakao, T., Radua, J., Rubia, K., & Mataix-Cols, D. (2011). Gray matter volume abnormalities in ADHD: voxel-based meta-analysis exploring the effects of age and stimulant medication. *The American Journal of Psychiatry*, 168(11), 1154–1163.

National Institute for Health and Care Excellence (Update vom März 2013). *Attention deficit hyperactivity disorder: diagnosis and management. NICE guidelines* [CG72]. Verfügbar unter: https://www.nice.org.uk / guidance / cg72 [Zugriff am 18. Februar 2016].

Neuenschwander, M. P., Balmer, T., Gasser, A., Goltz, S., Hirt, U., Ryser, H., & Wartenweiler, H. (2004). *Eltern, Lehrpersonen und Schülerleistungen (Schlussbericht)*. Verfügbar bei der Stelle für Forschung und Entwicklung, Lehrerinnen- und Lehrerbildung Bern als PDF unter: http://www.fhnw.ch / ph / zls / interne-berichte / forschungsberichte / forschungsberichte-fase-b / welle-1 / eltern-lehrpersonen-und-schuelerleistungen-schlussbericht [Zugriff am 18. Februar 2016].

Neuman, R. J., Lobos, E., Reich, W., Henderson, C. A., Sun, L.-W., & Todd, R. D. (2007). Prenatal Smoking Exposure and Dopaminergic Genotypes Interact to Cause a Severe ADHD Subtype. *Biological Psychiatry*, 61(12), 1320–1328.

Nigg, J. T., & Holton, K. (2014). Restriction and elimination diets in ADHD treatment. *Child and Adolescent Psychiatric Clinics of North America*, 23(4), 937–953.

Nigg, J., Nikolas, M., & Burt, S. A. (2010). Measured gene-by-environment interaction in relation to attention-deficit / hyperactivity disorder. *Journal of the American Academy of Child and Adolescent Psychiatry*. 49(9), 863–873.

Nigg, J. T., Lewis, K., Edinger, T., & Falk, M. (2012). Meta-Analysis of Attention-Deficit / Hyperactivity Disorder or Attention-Deficit / Hyperactivity Disorder Symptoms, Restriction Diet, and Synthetic Food Color Additives. *Journal of the American Academy of Child and Adolescent Psychiatry*, 51(1), 86–97.

Nikkelen, S. W., Valkenburg, P. M., Huizinga, M., & Bushman, B. J. (2014). Media use and ADHD-related behaviors in children and adolescents: A meta-analysis. *Developmental Psychology*, 50(9), 2228–2241.

Nissen, G. (2004). *Psychische Störungen im Kindesalter und ihre Prognose*. Stuttgart: Schattauer.

Nixon, G. M., Thompson, J. M. D., Han, D. Y., Becroft, D. M. O., Clark, P. M., Robinson, E., ... & Mitchell, E. A. (2009). Falling asleep: the determinants of sleep latency. *Archives of Disease in Childhood*, 94(9), 686–689.

O'Malley, K. D., & Nanson, J. (2002). Clinical implications of a link between fetal alcohol spectrum disorder and attention-deficit hyperactivity disorder. *Canadian Journal of Child and Adolescent Psychopharmacology*, 1, 353–360.

O'Shea, T. M., Downey, L. C., & Kuban, K. K. C. (2013). Extreme prematurity and attention deficit: epidemiology and prevention. *Frontiers in Human Neuroscience*, 7, 578.

Owens, J. S., Goldfine, M. E., Evangelista, N. M., Hoza, B., & Kaiser, N. M. (2007). A critical review of self-perceptions and the positive illusory bias in children with ADHD. *Clinical Child and Family Psychology Review*, 10(4), 335–351.

Paavonen, E. J., Raikkönen, K., Lahti, J., Komsi, N., Heinonen, K., Pesonen, A. K., ... & Porkka-Heiskanen, T. (2009). Short Sleep Duration and Behavioral Symptoms of Attention-Deficit / Hyperactivity Disorder in Healthy 7- to 8 Year-Old Children. *Pediatrics*, 123(5), 857–864.

Pauk, W. (2001). How to study in College (7. Aufl.). Boston: Houghton Mifflin Co.

Perry, R. P., & Penner, K. S. (1990). Enhancing academic achievement in college students through attributional retraining and instruction. *Journal of Educational Psychology*, 82, 262–271.

Pingault, J. B., Tremblay, R. E., Vitaro, F., Carbonneau, R., Genolini, C., Falissard,

B., & Cote, S.M. (2011). Childhood Trajectories of Inattention and Hyperactivity and Prediction of Educational Attainment in Early Adulthood: A 16 Year Longitudinal Population-Based Study. *American Journal of Psychiatry*, 168(11), 1164–1170.

Pontifex, M.B., Saliba, B.J., Raine, L.B., Picchietti, D.L., & Hillman, C.H. (2013). Exercise Improves Behavioral, Neurocognitive, and Scholastic Performance in Children with Attention-Deficit / Hyperactivity Disorder. *The Journal of Pediatrics*, 162(3), 543–551.

Prince, J. (2008). Catecholamine dysfunction in attention-deficit / hyperactivity disorder: an update. *Journal of Clinical Psychopharmacology*, 28(3), 39–45.

Rapport, M.D., Bolden, J., Kofler, M.J., Sarver, D.E., Raiker, J.S., & Alderson, R.M. (2009). Hyperactivity in boys with attention-deficit / hyperactivity disorder (ADHD): a ubiquitous core symptom or manifestation of working memory deficits? *Journal of Abnormal Child Psychology*, 37(4), 521–534.

Rasch, B., & Born, J. (2013). About sleep's role in memory. *Physiological Reviews*, 93(2), 681–766.

Ratey, N.A., & Ratey, J. (2008). *The Disorganized Mind: Coaching Your ADHD Brain to Take Control of Your Time, Tasks, and Talents*. New York: St.Martin's Press.

Renner, T.J., Gerlach, M., Romanos, M., Herrmann, M., Reif, A., Fallgatter, A.J., & Lesch, K.-P. (2008). Neurobiologie des Aufmerksamkeits-defizit- / Hyperaktivitätssyndroms. *Nervenarzt*, 79, 771–781.

Richardson, J.R., Taylor, M.M., Shalat, S.L., Guillot, T.S., Caudle, W.M., Hossain, M.M., Miller, G.W. (2015). Developmental pesticide exposure reproduces features of attention deficit hyperactivity disorder. *The FASEB Journal*, 29(5), 1960–1972.

Riederer, P., Müller, W.E., Eckert, A., & Thome, J. (2011). Störungen der Neurotransmission und Signaltransduktion als Grundlage psychischer Erkrankungen. In H.J. Möller, G. Laux & H.P. Kapfhammer (Hrsg.), *Psychiatrie, Psychosomatik, Psychotherapie, Band 1: Allgemeine Psychiatrie* (4., erw. und überarb. Aufl., S. 217–250). Berlin, Heidelberg: Springer.

Roberts, K. (2012). Movers, Dreamers, and Risk-Takers: Unlocking the Power of ADHD. *Center City*, MN: Hazelden.

Rodriguez, A., & Bohlin, G. (2005). Are maternal smoking and stress during pregnancy related to ADHD symptoms in children? *Journal of Child Psychology and*

Psychiatry, 46(3), 246–254.

Rommel, A. S., Halperin, J. M., Mill, J., Asherson, P., & Kuntsi, J. (2013). Protection from genetic diathesis in attention-deficit / hyperactivity disorder: possible complementary roles of exercise. *Journal of the American Academy of Child and Adolescent Psychiatry*, 52(9), 900–910.

Rucklidge, J., Johnstone, J., & Kaplan, B. J. (2009). Nutrient supplementation approaches in the treatment of ADHD. *Expert Review of Neurotherapeutics*, 9(4), 461–476.

Rutter, M., Roy, P., & Kreppner, J. (2002). Institutional cares as a risk factor for inattention / overactivity. In S. Sandberg (Hrsg.), *Hyperactivity and attention disorders of childhood* (2. Aufl., S. 417–437). Cambridge: Cambridge University Press.

Sagiv, S. K., Thurston, S. W., Bellinger, D. C., Amarasiriwardena, C., & Korrick, S. A. (2012). Prenatal exposure to mercury and fish consumption during pregnancy and attention-deficit / hyperactivity disorder-related behavior in children. *Archives of Pediatrics & Adolescent Medicine*, 166(12), 1123–1131.

Sarris, J., Kean, J., Schweitzer, I., & Lake, J. (2011). Complementary medicines (herbal and nutritional products) in the treatment of attention deficit hyperactivity disorder (ADHD): a systematic review of the evidence. *Complementary Therapies in Medicine*, 19(4), 216–227.

Sarver, D. E., Rapport, M. D., Kofler, M. J., Raiker, J. S., & Friedman, L. M. (2015). Hyperactivity in Attention-Deficit / Hyperactivity Disorder (ADHD): Impairing Deficit or Compensatory Behavior? *Journal of Abnormal Child Psychology*, online before print (12. April 2015).

Scheres, A., Milham, M. P., Knutson, B., & Castellanos, F. X. (2007). Ventral Striatal Hyporesponsiveness During Reward Anticipation in Attention-Deficit / Hyperactivity Disorder. *Biological Psychiatry*, 61(5), 720–724.

Schweitzer, J. B., Faber, T. L., Grafton, S. T., Tune, L. E., Hoffman, J. M., & Kilts, C. D. (2000). Alterations in the functional anatomy of working memory in adult attention deficit hyperactivity disorder. *American Journal of Psychiatry*, 157(2), 278–280.

Segal, J. (1988). Teachers have enormous power in affecting a child's self-esteem. *The Brown University Child Behavior and Development Newsletter*, 4, 1–3.

Seidman, L. J., Valera, E. M., & Makris, N. (2005). Structural brain imaging of attention-deficit / hyperactivity disorder. *Biological Psychiatry*, 57(11), 1263–1272.

Seligman, M. (2012). *Flourish*: *A Visionary New Understanding of Happiness and Well-being*. New York: Atria Books.

Seligman, M., Peterson, C., Kaslow, N. J., Tannenbaum, R. L., Alloy, L. B., & Abramson, L. Y. (1984). Attributional style and depressive symptoms among children. *Journal of Abnormal Psychology*, 93, 235–238.

Sevecke, K., Battel, S., Dittmann, R. W., Lehmkuhl, G., & Döpfner, M. (2006). Wirksamkeit von Atomoxetin bei Kindern, Jugendlichen und Erwachsenen mit ADHS. *Der Nervenarzt*, 77(3), 294–308.

Shaw, P., Eckstrand, K., Sharp, W., Blumenthal, J., Lerch, J. P., Greenstein, D., … Rapoport, J. L. (2007). Attention-deficit / hyperactivity disorder is characterized by a delay in cortical maturation. *Proceedings of the National Academy of Sciences of the United States of America*, 104(49), 19649–19654.

Shur-Fen Gau, S., & Pei-Cheng Chang, J. (2013). Maternal parenting styles and mother–child relationship among adolescents with and without persistent attention-deficit / hyperactivity disorder. *Research in Developmental Disabilities*, 34(5), 1581–1594.

Sikström, S., & Söderlund, G. B. W. (2007). Stimulus-dependent dopamine release in attention-deficit / hyperactivity disorder. *Psychological Review*, 114(4), 1047–1075.

Silva, D., Colvin, L., Hagemann, E., & Bower, C. (2014). Environmental risk factors by gender associated with attention-deficit / hyperactivity disorder. *Pediatrics*, 133(1), 14–22.

Simchen, H. (2009). *ADS. Unkonzentriert, verträumt, zu langsam und viele Fehler im Diktat. Hilfen für das hypoaktive Kind* (7. Aufl.). Stuttgart: Kohlhammer.

Slepian, M. L., Ferber, S. N., Gold, J. M., & Rutchick, A. M. (2015). The Cognitive Consequences of Formal Clothing. *Social Psychological and Personality Science*. doi: 10.1177 / 1948550615579462

Söderlund, G. B. W., Sikström, S., Loftesnes, J. M., & Barke, E. J. (2010). The effects of background white noise on memory performance in inattentive school children. *Behavioral and Brain Functions*, 6(55).

Sonuga–Barke, E. J., Brandeis, D., Cortese, S., Daley, D., Ferrin, M., Holtmann, M., … Dittmann, R. W. (2013). Nonpharmacological interventions for ADHD: systematic review and meta-analyses of randomized controlled trials of dietary and psychological treatments. *American Journal of Psychiatry*, 170, 275–289.

Sripada, C. S. S., Kessler, D., & Angstadt, M. (2014). Lag in maturation of the brain's intrinsic functional architecture in attention-deficit / hyperactivity disorder. *PNAS*,111(39), 14259–14264.

Stevens, L. J., Kuczek, T., Burgess, J. R., Hurt, E., & Arnold, L. E. (2011). Dietary sensitivities and ADHD symptoms: thirty-five years of research. *Clinical Pediatrics*, 50(4), 279–293.

Stevens, S. E., Sonuga-Barke, E. J., Kreppner, J. M., J. M., Beckett, C., Castle, J., Colvert, E., … Rutter, M. (2008). Inattention / overactivity following early severe institutional deprivation: presentation and associations in early adolescence. *Journal of Abnormal Child Psychology*, 36, 385–398.

Stevenson, J., Buitelaar, J., Cortese, S., Ferrin, M., Konofal, E., Lecendreux, M., … Sonuga–Barke, E. (2014). Research Review: The role of diet in the treatment of attention deficit / hyperactivity disorder – an appraisal of the evidence on efficacy and recommendations on the design of future studies. *Journal of Child Psychology and Psychiatry*, 55(5), 416–427.

Swanson, J. M., Kinsbourne, M., Nigg, J., Lanphear, B., Stefanatos, G. A., Volkow, N., … Wadhwa, P. D. (2007). Etiologic subtypes of attention-deficit / hyperactivity disorder: brain imaging, molecular genetic and environmental factors and the dopamine hypothesis. *Neuropsychology Review*, 17(1), 39–59.

Swing, E. L., Gentile, D. A., Anderson, C. A., & Walsh, D. A. (2010). Television and video game exposure and the development of attention problems. *Pediatrics*, 126(2), 214–221.

Taylor, A. F., & Kuo, F. E. (2009). Children With Attention Deficits Concentrate Better After Walk In The Park. *Journal of Attention Disorders*, 12(5), 202–409.

Thapar, A., Cooper, M., Eyre, O., & Langley, K. (2013). Practitioner review: what have we learnt about the causes of ADHD? *Journal of Child Psychology and Psychiatry*, 54(1), 3–16.

Thapar, A., Langley, K., Asherson, P., & Gill, M. (2006). Gene-environment interplay in attention-deficit hyperactivity disorder and the importance of a developmental perspective. *The British Journal of Psychiatry*, 190(1), 1–3.

Thapar, A., O'Sonovan, M., & Owen, M.J. (2005). The genetics of attention deficit hyperactivity disorder. *Human Molecular Genetics*, 14, 275–282.

Tripp, G., & Alsop, B. (2001). Sensitivity to reward delay in children with attention deficit hyperactivity disorder (ADHD). *Journal of Child Psychology and Psychiatry*, 42(5), 691–698.

Tripp, G., & Wickens, J.R. (2008). Research review: dopamine transfer deficit: a neurobiological theory of altered reinforcement mechanisms in ADHD. *Journal of Psychology and Psychiatry*, 49(7), 691–704.

Tully, L.A., Arseneault, L., Caspi, A., Moffitt, E.E., & Morgan, J. (2004). Does Maternal Warmth Moderate the Effects of Birth Weight on Twins' Attention-Deficit/Hyperactivity Disorder (ADHD) Symptoms and Low IQ? *Journal of Consulting and Clinical Psychology*, 72(2), 218–226.

Unnever, J.D., & Cornell, D.G. (2003). Bullying, Self-Control and ADHD. *Journal of Interpersonal Violence*, 18(2), 129–147.

Valera, E.M., Faraone, S.V., Murray, K.E., & Seidman, L.J. (2007). Meta-Analysis of Structural Imaging Findings in Attention-Deficit/Hyperactivity Disorder. *Biological Psychiatry*, 61(12), 1361–1369.

Van den Bulck, J. (2004). Television viewing, computer game playing, and Internet use and self-reported time to bed and time out of bed in secondary-school children. *Sleep*, 27, 101–104.

Voelcker-Rehage, C. (2013). Gehirntraining durch Bewegung. Aaachen: Meyer & Meyer. Volkow, N.D., Wang, G.J., Newcorn, J.H., Kollins, S.H., Wigal, T.L., Telang, F., … Swanson, J.M. (2011). Motivation deficit in ADHD is associated with dysfunction of the dopamine reward pathway. *Molecular Psychiatry*, 16, 1147–1154.

Wagner-Schuman, M., Richardson, J.R., Auinger, P., Braun, J.M., Lanphear, B.P., Epstein, J.N., … Fröhlich, T.E. (2015). Association of pyrethroid pesticide exposure with attention-deficit/hyperactivity disorder in a nationally representative sample of U.S. children. *Environmental Health*, 14(1).

Weaver, E., Gradisar, M., Dohnt, H., Lovato, N., & Douglas, P. (2010). The Effect of Presleep Video-Game Playing on Adolescent Sleep. *Journal of Clinical Sleep Medicine*,

6(2), 184–189.

Wermter, A. K., Laucht, M., Schimmelmann, B. G., Banaschewski, T., Sonuga – Barke, E. J., Rietschel, M., & Becker, K. (2010). From nature versus nurture, via nature and nurture, to gene x environment interaction in mental disorders. *European Child and Adolescent Psychiatry*, 19(3), 199–210.

Wilens, T. E. (2008). Effects of methylphenidate on the catecholaminergic system in attention-deficit / hyperactivity disorder. *Journal of Clinical Psychopharmacology*, 28(3), 46–53.

Winter, B., Breitenstein, C., Mooren, F. C., Voelker, K., Fobker, M., Lechtermann, A., … Knecht, S. (2007). High impact running improves learning. *Neurobiology of Learning and Memory*, 87(4), 597–609.

Wiseman, R. (2012). *Wie Sie in 60 Sekunden Ihr Leben verändern* (7. Aufl.). Frankfurt am Main: Fischer Taschenbuch Verlag.

Wood, A. C., Buitelaar, J., Rijsdijk, F., Asherson, P., & Kuntsi, J. (2010). Rethinking Shared Environment as a Source of Variance Underlying Attention-Deficit / Hyperactivity Disorder Symptoms: Comment on Burt (2009). *Psychological Bulletin*, 136(3), 331–340.

Wu, C. J., Gillin, J. C., Buchsbaum, M. S., Chen, P., Keator, D. B., Wu, N. K., … Bunney, W. E. (2006). Frontal Lobe Metabolic Decreases with Sleep Deprivation not Totally Reversed by Recovery Sleep. *Neuropsychopharmacology*, 31, 2783–2792.

Wuppermann, A., Schwandt, H., Hering, R., Schulz, M., & Bätzing-Feigenbaum, J. (2015). *Die Aufmerksamkeitsdefizit-Hyperaktivitätsstörung (ADHS) bei Kindern und Jugendlichen in der ambulanten Versorgung in Deutschland. Teil 2: Zusammenhang zwischen ADHS-Diagnose-und Medikationsprävalenzen und dem Einschulungsalter.* Zentralinstitut für die kassenärztliche Versorgung in Deutschland (Zi), Versorgungsatlas-Bericht Nr. 15 / 11. Berlin.

Yang, B., Chan, R. C., Jing, J., Li, T., Shamp, P., & Chen, R. Y. (2007). A meta-analysis of association studies between the 10 repeat allele of a VNTR polymorphism in the 3'UTR of dopamine transporter gene and attention deficit hyperactivity disorder. American journal of medical genetics. Part B, *Neuropsychiatric Genetics*, 144B(4), 541–550.

Zametkin, A. J., Nordahl, T. E., Gross, M., Kind, C., Semple, W. E., Rumsey, J., … Cohen, R. M. (1990). Cerebral Glucose Metabolism in Adults with Hyperactivity of

Childhood Onset. *New England Journal of Medicine*, 323, 1361–1366.

Zemp, M., & Bodenmann, G. (2015). Machen neue Medien hyperaktiv? In Neue Medien und kindliche Entwicklung (S. 17–19). Wiesbaden: Springer Fachmedien.

Zentall, S. S. (2005). Theory- and Evidence-Based Strategies for Children with Attentional Problems. *Psychology in the Schools*, 42(8), 821–836. doi: 10.1002 / pits.20114.

Zentall, S. S., & Shaw, J. H. (1980). Effects of classroom noise on performance and activity of second-grade hyperactive and control children. *Journal of Educational Psychology*, 72, 830–840.

Zentall, S. S., & Zentall, T. R. (1983). Optimal stimulation: A model of disordered activity and performance in normal and deviant children. *Psychological Bulletin*, 94, 446–471.